Dr Brigitte Milhau
Sacha Milhau-Menahem

le Corps en Questions

Ces organes méconnus

Sommaire

Avec qui
allez-vous passer
le plus de temps
dans votre vie ?
Avec vous-même,
et donc avec
votre corps.

Introduction

Avec qui allez-vous passer le plus de temps dans votre vie ? Avec vous-même, et donc avec votre corps. Aussi, il est important de mieux faire connaissance. Partant de ce principe et ayant des enfants curieux, j'ai depuis longtemps essayé de répondre à leurs questions. Puis, lorsque je me suis installée comme médecin généraliste à Bormes-les-Mimosas, j'ai toujours eu à cœur d'expliquer à mes patients ce qui leur arrivait ; je m'aidais bien souvent de petits papiers collants, à tel point que certains m'avaient surnommée « docteur Post-It » !

Quelques années plus tard, le hasard des rencontres m'a donné l'opportunité d'animer la chronique santé dans une émission très regardée à l'époque, mais que les moins de 20 ans ne doivent pas connaître, « Télématin ». Et là, j'ai fait de mon mieux pour expliquer en direct, simplement, en peu de temps, à une heure où les téléspectateurs ne sont pas encore bien réveillés, les différents fonctionnements du corps humain. Bref, je ne vais pas vous faire le catalogue exhaustif de mes différentes expériences, mais tout ça pour vous dire à quel point j'aime décoder, « digérer » les informations médicales afin de les expliquer, les partager et surtout les transmettre. Quel ne fut pas mon bonheur quand, sur CNews, j'ai eu la chance de pouvoir consacrer la moitié de mon émission santé hebdomadaire à « la santé expliquée à ma fille ». Et en plus, avec ma vraie fille, qui, vous vous en doutez, ne se gêne pas pour me poser les questions que tout le monde se pose, ni pour me dire quand je m'égare, ou carrément quand mes explications sont nulles.

L'idée, avec ce livre, est de garder notre ton, de vous parler de ces organes méconnus et de vous révéler leurs secrets. La santé, ce n'est pas la médecine, ce n'est pas la maladie, la santé, c'est la vie, mais la santé, c'est aussi le silence des organes : il est important de savoir les écouter au moindre bruit afin de réagir vite et, pour ça, il est essentiel de bien les connaître. Ce livre, c'est aussi vous parler d'eux avec tendresse et légèreté, vous apprendre à les décoder, à les aimer, à y penser, tout simplement.

Tenez, un exemple. Savez-vous que nous avons tous en nous une part de féminité ? Eh oui, c'est notre nombril : il nous vient de notre maman, c'est son autographe indélébile. Alors, pensez-y quand vous le regardez, mais pas trop non plus !

La santé,
ce n'est pas
la médecine,
ce n'est pas
la maladie,
la santé,
c'est la vie.

LES AMYGDALES

Une superbarrière anti-microbes

LOCALISATION Dans la sphère ORL

ÉTYMOLOGIE « Amygdale » vient du latin *amygdala* qui signifie « amande », en raison de sa forme. Son synonyme, « tonsille », signifie « poteau pour amarrer une barque ».

FONCTION Gorgées de globules blancs, elles protègent l'organisme contre les infections, notamment ORL.

PARTICULARITÉ Les amygdales, au nombre de 8 (quatre paires), se situent à différents endroits clés de la sphère ORL : au fond de la gorge, des fosses nasales, de la langue et de chaque côté de la trompe d'Eustache (au niveau des tympans).

EXAMEN POUR VISUALISER LES AMYGDALES Un simple examen clinique qui consiste à abaisser la langue permet d'observer les amygdales palatines (situées dans la zone du palais) en fond de gorge.

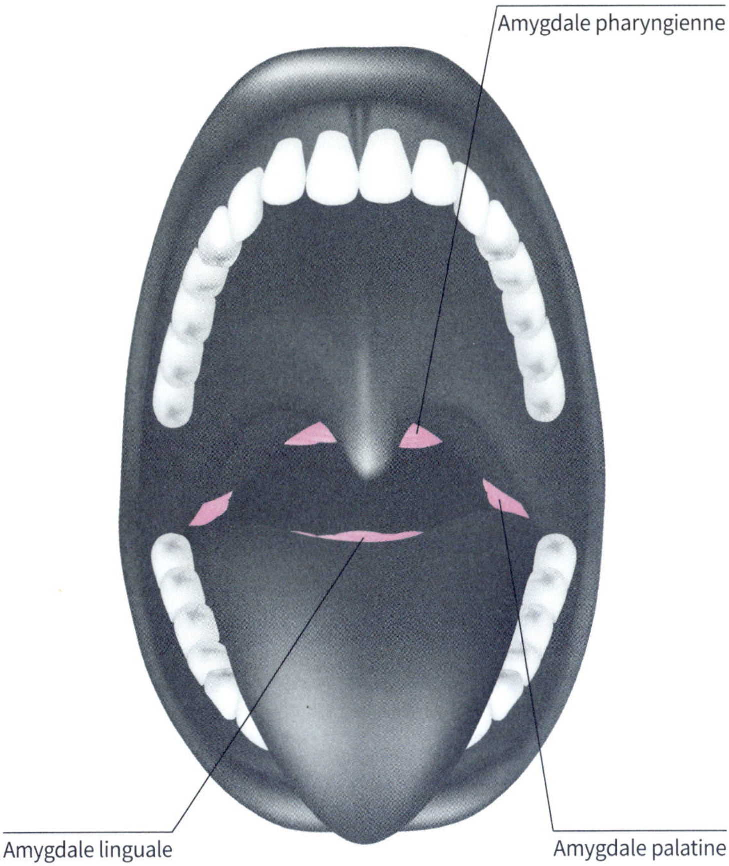

Les principales amygdales

Les amygdales, en position stratégique pour bien nous défendre.

Tout le monde sait à peu près où se trouvent les amygdales, mais leur rôle est assez méconnu…

Nous pensons souvent que nous sommes dotés de deux amygdales seulement ; en réalité, nous en avons beaucoup plus ! Les plus connues sont les **amygdales palatines** : elles se trouvent au fond de la gorge, de part et d'autre de la luette.

Les plus importantes ensuite sont les **amygdales pharyngiennes**, que l'on connaît mieux sous le nom de « végétations » ; celles-ci se trouvent dans le pharynx, au fond des fosses nasales.

Pourquoi appelle-t-on les amygdales pharyngiennes des « végétations » ?

Car lorsqu'elles grossissent, elles bourgeonnent, comme de la végétation…

Les **amygdales linguales**, elles, sont situées sur la base de la langue, au fond de la bouche.

Les dernières sont les **amygdales tubaires** ; elles sont logées de chaque côté de la trompe d'Eustache, un petit conduit qui part de la gorge jusqu'aux oreilles, au niveau du tympan.

Pourquoi a-t-on autant d'amygdales, et à ces endroits précisément ?

Leurs positions – au niveau des oreilles, du nez et de la bouche – sont extrêmement stratégiques ! Ces orifices, ouverts sur l'extérieur, sont des lieux à risque, car exposés aux microbes qui voudraient pénétrer dans l'organisme. Le rôle des amygdales est de les en empêcher. Elles protègent ainsi les ouvertures menant aux poumons et au système digestif, et permettent d'éviter les infections ORL, digestives et respiratoires.

Angine, amygdalite, tonsillite ?

Ces trois mots sont synonymes et désignent une inflammation des amygdales. Le terme « angine » vient du latin *angina,* lui-même dérivé du grec ancien *ánkhein,* qui signifie « serrer », « suffoquer ». C'est pour cette raison que l'on parle aussi d'« angine de poitrine » lors de douleurs cardiaques qui gênent la respiration et donnent la sensation d'étouffer.

Comment les amygdales fonctionnent-elles ?

Les amygdales sont composées d'un tissu adénoïde, qui fait partie de nos défenses immunitaires. Lorsqu'un microbe pénètre dans l'organisme, il est reconnu comme un antigène (ou le « non-soi »), autrement dit, un corps étranger dont il faut se débarrasser. Aussi, les amygdales s'activent et fabriquent de nombreuses cellules de défense qui vont les faire augmenter de volume (ce qui cause la douleur typique des amygdalites et la gêne à la déglutition), essentiellement des globules blancs comme les lymphocytes, qui vont synthétiser toute une horde d'anticorps pour éliminer l'intrus.

Angine : virale ou bactérienne, ça change tout !

La plupart des angines sont d'origine virale. Cependant, elles peuvent être causées par une bactérie (comme le redouté streptocoque), susceptible d'entraîner des complications graves. Aussi, il est préférable de pratiquer un test simple et rapide pour déterminer la nature de l'angine. Si celle-ci est virale, un traitement avec du paracétamol est généralement suffisant, mais surtout pas d'aspirine ! Si vous souffrez d'une angine bactérienne, votre médecin vous prescrira un traitement antibiotique, afin d'éliminer l'infection.

Si les amygdales sont si importantes, pourquoi les retire-t-on parfois, notamment chez les enfants ?

On les retire pour trois raisons essentielles.

D'abord, quand les palatines (au fond de la gorge) ou les végétations (derrière les cloisons nasales) sont trop grosses, elles peuvent gêner le passage de l'air, et donc empêcher l'enfant de respirer. Si votre enfant ronfle la nuit, qu'il dort mal, voire fait des apnées du sommeil, il a ce qu'on appelle un « syndrome obstructif ». Il est indispensable de s'en préoccuper, car cette gêne peut avoir des répercussions sur sa santé : il sera fatigué durant la journée, ce qui peut générer une perte d'appétit, de concentration, voire du retard scolaire...

Autre raison au retrait des amygdales : quand elles ne remplissent plus leur rôle de protection. Si vous attrapez une, deux, trois, quatre, cinq angines chaque année, cela signifie que les amygdales ne font plus leur boulot et ne sont plus capables de vous débarrasser des microbes.

L'intervention chirurgicale est également préconisée lorsque les amygdales s'infectent fortement : on souffre alors d'un « phlegmon », une inflammation purulente qui se diffuse dans les tissus.

La comparaison n'est pas très jolie, mais l'amygdale, c'est un peu comme une hotte dans notre cuisine : tant qu'elle fonctionne, elle nous débarrasse des saletés et des impuretés, mais quand elle s'encrasse, elle produit l'effet inverse, et il vaut mieux l'enlever au risque qu'elle s'infecte et laisse pénétrer les microbes.

L'ablation des végétations

Cette opération, fréquente chez les enfants, peut également traiter le ronflement de certains adultes. Les principales indications chez les enfants sont les otites à répétition et les obstructions chroniques des voies aériennes supérieures, accompagnées de ronflement et de troubles du sommeil. L'intervention, qui se déroule sous anesthésie générale et dure environ cinq minutes, consiste à retirer les végétations à l'aide d'une curette. En cas d'otites récidivantes, on associe à cette opération la pose de « diabolos », ou « yoyos », des aérateurs transtympaniques qui permettent de ventiler l'oreille moyenne vers l'extérieur.

Pourquoi opère-t-on surtout les enfants ?

Les amygdales arrêtent de grossir avant la fin de notre croissance et deviennent proportionnellement plus petites dans la gorge, il y a donc moins de gêne pour respirer.

Voilà pourquoi on opère surtout les enfants, même si les adultes font parfois exception.

Si on n'a plus ces défenseuses, cela signifie-t-il qu'on n'est plus protégé ?

Non, heureusement ! Les autres amygdales prennent le relais. Mais ce qu'il faut surtout savoir, c'est que toutes les amygdales confondues représentent seulement 1 % de notre immunité générale, qui, elle, continue de fonctionner…

Comment l'amygdalectomie se déroule-t-elle ?

Il s'agit d'une intervention simple mais tout de même à risque, qui consiste à retirer les deux amygdales en fond de gorge. Or celles-ci ont deux particularités : elles sont très vascularisées, et elles sont logées dans une zone fragile et sensible (un simple aphte est déjà très douloureux, alors une fois qu'on a enlevé les amygdales, on peut facilement imaginer la douleur ressentie au fond de la gorge !). C'est aussi une zone très hémorragique, avec un risque de saignements abondants. C'est uniquement pour éviter les saignements que l'on préconise aux patients de manger de la glace : le froid génère une vasoconstriction (les vaisseaux se resserrent). On leur demande également de manger mixé, d'éviter les céréales, les biscottes ou tout autre aliment qui risquerait d'arracher les petites croûtes, provoquant de nouveaux saignements. Enfin, on leur demande de ne pas trop s'éloigner du chirurgien – de ne pas partir en voyage, par exemple – pour pouvoir éventuellement intervenir à nouveau en cas d'hémorragie.

L'amygdalectomie

Ce geste bénin cause malgré tout un décès toutes les 50 000 opérations. C'est pourquoi les stratégies opératoires ont évolué afin de réduire les risques : on pratique de plus en plus d'amygdalectomies partielles sous radiofréquence, permettant une diminution de la douleur et des hémorragies potentielles. Aussi, le nombre d'opérations a largement diminué : auparavant, 68 000 interventions étaient pratiquées chaque année pour les jeunes de moins de 18 ans ; aujourd'hui, on en dénombre 35 000.

Nos différentes amygdales nous protègent,
elles sont placées à un carrefour stratégique et font partie intégrante de notre système immunitaire.

L'APPENDICE

L'antichambre de l'intestin

LOCALISATION

En bas à droite de l'abdomen, ce petit diverticule se situe sur la partie proximale du gros côlon, appelée « cæcum », qui fait suite à l'intestin grêle.

LONGUEUR 10 à 12 cm | **DIAMÈTRE** 5 à 8 mm

ÉTYMOLOGIE « Appendice » vient du latin *appendix*, qui signifie « annexe ».

SES AUTRES PETITS NOMS Les amygdales de l'intestin • appendice iléo-cæcal • appendice vermiforme • appendice vermiculaire

ASPECT Diverticule – sorte de poche creuse – étroit et allongé, en forme de ver. D'où les appellations « vermiforme » et « vermiculaire ».

PARTICULARITÉ Il est silencieux, mais quand il se signale, il faut l'écouter, car il y a souvent urgence.

FONCTION Encore aujourd'hui, son rôle n'est pas totalement déterminé.

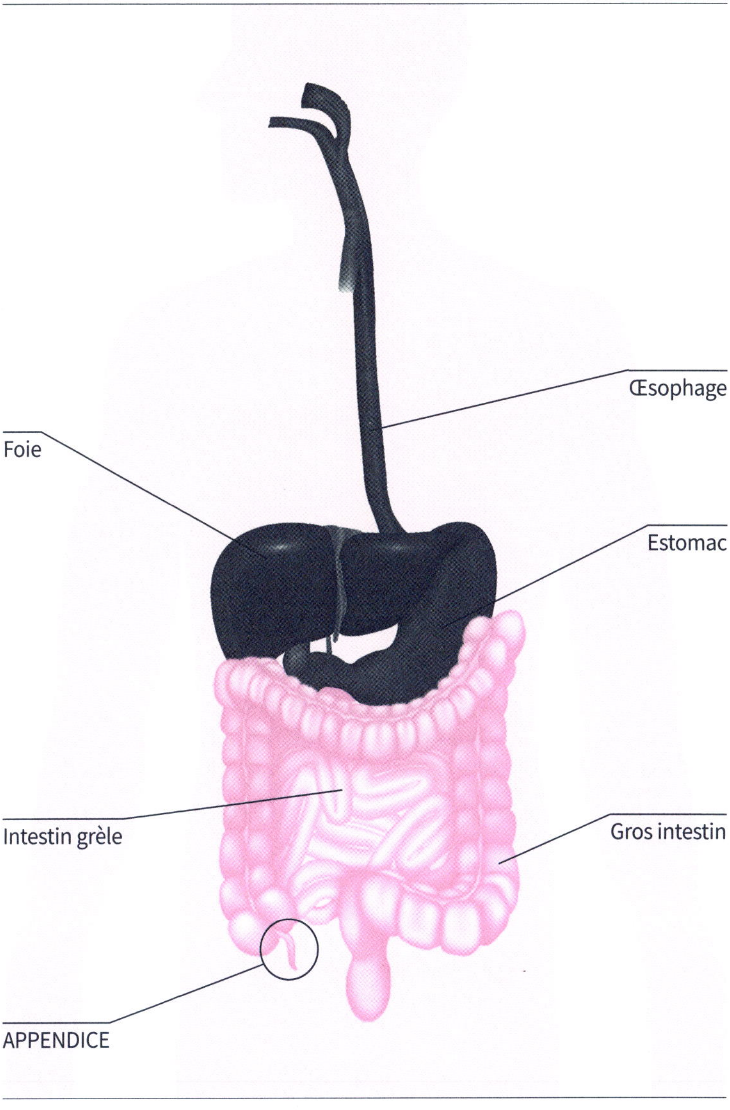
Œsophage
Foie
Estomac
Intestin grêle
Gros intestin
APPENDICE

L’appendice, un organe plus utile qu’on le croit !

À quoi sert l'appendice ?

Il existe trois hypothèses.

Il y a plusieurs années, après la découverte de ce même appendice chez les mammifères, on pensait que celui-ci servait à digérer les végétaux. Mais pas du tout.

Plus tard, on a trouvé à l'intérieur de cet organe du tissu lymphoïde. Ce tissu, tout comme les ganglions qui gonflent quand on a une angine, fait partie de nos défenses immunitaires : en cas d'inflammation, il nous protège en fabriquant des lymphocytes. Comme le système digestif n'est pas très propre et brasse de nombreuses bactéries, l'appendice concentre des tissus lymphoïdes pour le protéger. Ce n'est d'ailleurs pas pour rien qu'on le surnomme « les amygdales de l'intestin ».

La dernière hypothèse, plus récente, existe depuis que l'on connaît mieux le microbiote intestinal, cet ensemble de micro-organismes qui peuple notre intestin et qui est constitué de milliards de bactéries, de champignons et de virus, favorisant l'immunité, entre autres. On pense donc que l'appendice constituerait une réserve de bonnes bactéries, une sorte de trousse de secours dans laquelle l'organisme irait puiser en cas de besoin : par exemple, lors d'une intoxication alimentaire, d'une infection digestive ou d'une indigestion.

Où se trouve-t-il ?

Situé en bas à droite de l'abdomen, au début du côlon, l'appendice fait partie du système digestif. Ce petit diverticule qui mesure entre 10 et 12 cm, pour un diamètre de 5 à 8 mm, est un cul-de-sac : après lui, il n'y a plus rien !

Qu'est-ce que l'appendicite ?

Pourquoi « appendicite » ? Tous les mots portant le suffixe « ite » désignent une inflammation : la bronchite, c'est une inflammation des bronches ; l'otite, une inflammation de l'oreille ; l'appendicite est une inflammation de l'appendice.

Comme l'appendice est un cul-de-sac, tout ce qui y entre ne peut pas en sortir, c'est pourquoi il n'est pas très propre : on y trouve de la matière fécale, des bactéries, du mucus... Et comme il n'y a aucune circulation de ces matières, ce qui est contenu dans l'appendice peut plus facilement se dégrader et provoquer une inflammation, voire une infection. Cela peut être dû à différentes bactéries, et parfois même au tissu lymphoïde qui, quand il est trop sollicité, peut stagner et se surinfecter.

Lors d'appendicectomies – l'acte chirurgical qui consiste à retirer l'appendice –, on a retrouvé des débris de toutes sortes : des poils, des ongles, et même des vis et des lames de rasoir ! Des choses qui n'ont pas été digérées peuvent donc se loger dans l'appendice et provoquer une inflammation.

1 personne sur 15

fait une crise d'appendicite dans sa vie.

L'appendicite touche-t-elle surtout les enfants ?

Oui, essentiellement. Mais en réalité, elle touche généralement des personnes de 8 à 30 ans. Avec un pic de fréquence entre 10 et 14 ans et un autre pic de 25 à 30 ans.

Quels sont les symptômes de l'appendicite ?

Tout le monde sait désormais qu'une forte douleur dans le bas du ventre à droite est probablement associée à une appendicite. Pour localiser précisément son appendice, il suffit de tracer une ligne entre le nombril et la hanche ; celui-ci se situe généralement pile au milieu (on l'appelle le « point de Mc Burney »). Mais attention, les douleurs peuvent aussi irradier dans le bas du dos ou vers le haut de la cuisse droite.

Il arrive parfois que l'appendice soit déplacé, par exemple sous le foie chez les femmes enceintes, dont les organes sont repoussés par l'utérus. L'appendice n'étant plus à sa place habituelle, il faut rester vigilant, quel que soit l'endroit d'où survient la douleur.

Les autres symptômes

Une petite fièvre autour de 38 °C-38,5 °C.

Des nausées.

Des troubles du transit.

Que fait-on en cas de symptômes ?

Première chose à savoir : surtout, ne prenez aucun médicament contre la douleur, car le médecin, lors de son diagnostic, ne pourra plus savoir à quel endroit vous avez mal. N'oublions pas que la douleur est un signe d'alarme qui permet de localiser un problème.

Il faut également éviter de boire et de manger : en cas d'intervention chirurgicale, il est primordial d'être à jeun.

Comment le médecin peut-il être sûr qu'il s'agit d'une appendicite ?

L'examen clinique est essentiel. En premier lieu, le médecin va donc procéder à une palpation au niveau de l'abdomen et du bas du dos, afin d'écarter plusieurs hypothèses (comme une infection urinaire ou un problème gynécologique). À l'examen, la palpation permet d'orienter le diagnostic à la recherche d'une douleur vive, toujours au même endroit (le fameux point de Mc Burney) ; cette douleur provoquée peut s'accompagner de ce que l'on appelle une « défense », quand le ventre réagit en devenant plus dur. Chez l'adulte, le médecin peut être amené à pratiquer un toucher rectal, à la recherche d'une réaction du « cul-de-sac de Douglas », endroit le plus déclive de l'abdomen, où peut se trouver un écoulement qui marque l'inflammation.

Ensuite, il va évaluer le niveau de gravité : si c'est une petite crise, l'opération n'est pas nécessaire, bien que la surveillance soit primordiale. Mais s'il s'agit d'un enfant qui ne peut pas marcher à cause de la douleur, qui vomit ou a ce qu'on appelle un « ventre dur », on va agir sans perdre de temps.

Par ailleurs, les marqueurs biologiques vont permettre de détecter une réaction générale de l'organisme ; une prise de sang recherchera une augmentation du nombre de globules blancs (marqueurs de l'infection) et une PCR « protéine C réactive » (marqueur de l'inflammation).

En cas de doute, on peut pratiquer une échographie, voire une IRM, pour visualiser précisément l'état de l'appendice ; encore faut-il avoir un rendez-vous rapidement, car le temps compte ! Le scanner permet lui aussi de poser facilement un diagnostic, mais est à éviter chez les enfants et les femmes enceintes, car ses rayons X sont irradiants.

On opère moins qu'avant ?

Grâce aux progrès scientifiques, on sait désormais que la prise d'antibiotiques va pouvoir, dans la plupart des cas, faire cesser la crise et permettre d'éviter l'intervention chirurgicale. Un petit rappel : il y a quelques années, on pratiquait en France un peu plus de 300 000 appendicectomies par an, pour moins de 90 000 aujourd'hui. Auparavant, il arrivait qu'on opère et qu'on s'aperçoive que l'appendice n'avait aucun problème. Grâce à l'imagerie et aux antibiotiques, nous pouvons plus facilement éviter l'opération quand elle n'est pas nécessaire.

Appendicite : gare à la péritonite

Une membrane appelée « péritoine » protège toute la cavité abdominale. Si l'appendice gonfle, qu'il se fragilise et se perfore dans le ventre, cela provoque un déversement de tout le matériel inflammatoire et infectieux dans la cavité abdominale et donc une péritonite, une inflammation de cette membrane. Il s'agit là d'une urgence absolue ! Voilà pourquoi les médecins restent toujours vigilants et surveillent l'appendice de près : parce que le vrai risque de l'appendicite, c'est la péritonite.

Fut un temps où certains médecins pratiquaient des appendicectomies préventives, par exemple pour les personnes en partance pour une traversée transatlantique, ou en mission dans des sous-marins, qui n'auraient pas la possibilité de se faire opérer. Celles-ci se font de plus en plus rares.

Pour conclure,
vous avez bien compris,
l'appendice est à droite,
on le surveille, et si on présente
des symptômes de l'appendicite,
on ne prend pas de médicaments,
on ne mange pas, on ne boit pas,
on n'attend pas et on appelle
son médecin.

LA LANGUE

Un organe musclé !

LOCALISATION À l'intérieur de la bouche

ÉTYMOLOGIE Le mot « langue » vient du latin *lingua*, qui signifie déjà « langue ».

SES AUTRES PETITS NOMS On l'appelle aussi « glosse », terme que l'on retrouve dans les mots « glossite » (inflammation de la langue) et « macroglossie », qui désigne une grosse langue.

ASPECT Une partie mobile de 8 à 9 cm de long et une partie fixe

PARTICULARITÉS C'est l'un des organes les plus puissants du corps, qui est fait de 17 muscles. Chaque langue est unique, aucune ne se ressemble.

FONCTIONS Gustation • mastication • déglutition • élocution • phonation • respiration • sensualité • sexualité

EXPRESSIONS « Donner sa langue au chat », « avoir la langue bien pendue », « une langue de vipère », « tourner sa langue sept fois dans sa bouche avant de parler », « langue de belle-mère », « ne pas avoir sa langue dans sa poche »…

EN + Qui de mieux que les Rolling Stones ont mis la langue à l'honneur ? Leur logo montrant une bouche rouge et pulpeuse à souhait tirant la langue, dessinée en 1970 par John Pasche, alors étudiant en art, est devenu un emblème planétaire d'anticonformisme et de *sex, drugs and rock'n'roll*.

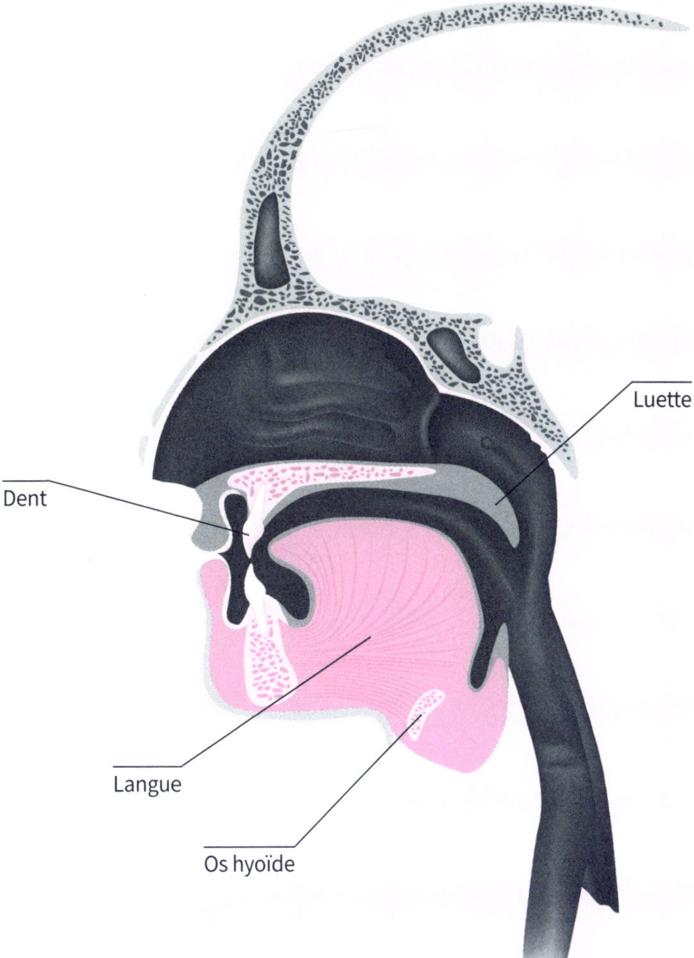
Luette
Dent
Langue
Os hyoïde

La langue
est l'un des organes
les plus utiles
du corps humain.

De quoi se compose notre langue ?

Notre langue est constituée de 17 muscles très puissants, au point d'être capables de déplacer des dents ou déformer le palais ! C'est d'ailleurs l'ennemi n° 1 des orthodontistes.

Ses muscles sont rattachés à un petit os à la forme de fer à cheval, l'os hyoïde, qui se trouve juste avant l'entrée de la gorge.

L'os hyoïde
Lors d'une autopsie, l'os hyoïde est analysé afin de savoir si la victime a été tuée par strangulation : en effet, si l'on serre la gorge à l'extrême, cet os se casse.

Nous ne voyons que la partie extérieure et libre de la langue, tandis que la partie la plus importante est cachée. La langue étant très innervée, la douleur est vive lorsqu'on se la mord. Elle est également très vascularisée, c'est la raison pour laquelle elle saigne beaucoup lorsqu'elle est entaillée.

En quoi la langue est-elle indispensable ?

La langue est un organe multifonctions.

Tout d'abord, elle a une fonction alimentaire. Dès que l'aliment entre en contact avec la langue, une multitude d'informations sont envoyées au cerveau, qui va y réagir : si c'est chaud, froid, amer, acide, sucré, liquide, solide... La langue contient 3 000 capteurs (de température, de pression, de goût, et bien d'autres) reliés au cerveau, qui vont avoir une influence primordiale, notamment quant à la direction que va prendre l'aliment dans la bouche : si celui-ci est solide, la langue va le diriger vers les dents pour être mâché.

Une fois les aliments bien mastiqués, c'est encore la langue qui va les envoyer vers l'arrière de la bouche pour qu'ils soient avalés.

La langue est riche en muscles, en vaisseaux sanguins et en nerfs. Elle contient 3 000 capteurs qui renseignent notre cerveau en permanence.

Pourquoi la langue est-elle rugueuse ?

Pour que les aliments ne glissent pas dans la bouche mais soient dirigés vers les dents, adaptées à la mastication. Utile, non ?

Peut-on vivre sans langue ?

La langue est l'un des premiers organes à se former *in utero*. Il existe de rares cas d'aglossie, c'est-à-dire d'absence de langue à la naissance, dont les bébés ne survivent généralement pas, faute de pouvoir se nourrir. Le cas d'une petite fille brésilienne née sans langue qui a réussi à survivre et à parler, après avoir subi de lourdes interventions, est exceptionnel.

La langue est indispensable pour se nourrir, mais quelles sont ses autres fonctions ?

Elle agit également sur la parole. Ce n'est pas un hasard si le mot « langue » est le même pour le langage parlé et l'organe.

Certes, le son provient du souffle, et le souffle, des poumons. Mais ensuite, il passe par les cordes vocales, qui vibrent avant qu'il n'arrive dans la bouche ; celle-ci, avec l'aide des dents, des joues et de la langue, va le façonner. La langue est indispensable pour parler ; c'est simple, sans elle, on n'est pas intelligible ! Essayez de prononcer le son « L » sans utiliser votre langue…

Sa troisième fonction est respiratoire. On respire par le nez, bien entendu, mais aussi parfois par la bouche. Pour ce faire, la langue doit être bien positionnée. Certaines maladies affaiblissent les muscles de la langue, ce qui peut provoquer une gêne, voire de l'apnée du sommeil.

Qu'est-ce que l'apnée du sommeil ?

Ce sont des pauses respiratoires durant le sommeil qui peuvent durer plusieurs secondes – généralement entre 10 et 30 – et survenir plusieurs fois par heure. Au-delà de cinq fois, il est préférable de les prendre en charge. La gravité dépendra de la fréquence et de la durée des épisodes d'apnée, qui entraînent une baisse de l'oxygénation cérébrale. Les retentissements dans la journée sont essentiellement une grande fatigue, une somnolence irrépressible, des maux de tête, des troubles de l'humeur...

Les apnées sont plus fréquentes chez les hommes, les personnes en surpoids (devenant un obstacle à la ventilation) – il suffit parfois de perdre quelques kilos pour que les épisodes d'apnée disparaissent – et les personnes âgées, dont le manque de tonicité des tissus peut être un facteur déclencheur. Enfin, l'alcool ou certains médicaments peuvent aussi en être la cause.

La langue est souvent l'une des responsables de l'obstruction ventilatoire et il existe des séances de kinésithérapie linguale. Si vous ronflez, si votre conjoint remarque des pauses respiratoires durant votre sommeil avec reprises bruyantes, ou si vous souffrez de fatigue inexpliquée la journée, n'hésitez pas à consulter votre médecin.

Peut-on avaler sa langue ?

Non ! Il s'agit d'une idée reçue. La langue est rattachée à un frein, qui la retient par en dessous ; celui-ci permet d'éviter qu'elle parte en arrière. D'ailleurs, chez 1 nourrisson sur 30, ce qui est assez fréquent donc, le frein de la langue est trop court, empêchant la langue de monter vers le palais. Dans ce cas-là, une petite intervention chirurgicale est nécessaire pour libérer ce frein (de préférence avant les 6 mois du nourrisson, car la langue est moins vascularisée et innervée).

La langue a-t-elle d'autres fonctions encore ?

La langue, c'est aussi un organe sensuel et sexuel, largement utilisé dans les baisers !

Ce n'est pas la meilleure chose d'échanger nos salives, non ?

Pas forcément ! La salive, lorsqu'elle sort des glandes salivaires, est stérile. Ensuite, elle arrive dans la cavité buccale, dans laquelle réside tout un microbiote, c'est-à-dire une multitude de bonnes bactéries (appelées « bactéries saprophytes »), qui nous défendent justement des mauvaises. La bouche, par définition, est ouverte à tout : elle reçoit les microbes des autres, donc il faut avoir un super microbiote pour écarter les maladies.

Justement, on parlait d'échange de salive... Une maladie très connue, la mononucléose infectieuse – aussi appelée « la maladie du baiser » –, est due au virus d'Epstein-Barr. Ce virus appartient à la famille des herpès virus, comme la varicelle et le zona. Il se transmet généralement pendant l'enfance par la salive, des échanges de baisers, des gouttelettes aéroportées (postillons), par les jouets qui passent de bouche en bouche chez les petits. On estime qu'environ 90 % des adultes ont été contaminés, parfois sans aucun signe, parfois avec des formes plus graves caractérisées par une fatigue intense, longue et invalidante.

Existe-t-il des maladies propres à la langue ?

La langue étant recouverte par une muqueuse, toutes les maladies sont possibles, comme des verrues, des aphtes, des champignons, du lichen. Bon à savoir avec les petits bobos de la bouche : s'ils durent plus de quinze jours, il faut se rendre chez le médecin.

Quels sont les risques d'une lésion à la bouche ?

Même si elles ne sont pas douloureuses, les lésions buccales, et encore plus si on fume ou si on boit de l'alcool, peuvent dégénérer et se cancériser. Tous les ans, près de 15 000 cancers de la langue sont recensés. Comme ils sont souvent dépistés trop tardivement, on dénombre 5 000 décès chaque année. Alors qu'un cancer de la langue, s'il est pris en charge suffisamment tôt, guérit dans 100 % des cas.

Autre caractéristique de la langue : elle est autonettoyante, grâce à la salive. Nous sécrétons environ 1 litre de salive par jour, qui humidifie, circule, brasse et nettoie notre langue et notre cavité buccale en permanence. Par ailleurs, chaque fois qu'on déglutit, la langue tape sur le palais. Celui-ci est constitué de deux parties : le palais dur ou os palatin, qui reçoit chaque jour environ 2 000 coups de langue (dès qu'un os est stimulé, il se durcit et sa densité osseuse augmente), et au fond le palais mou, moins stimulé. Donc, c'est aussi grâce à notre langue que notre palais, fortifié, permet l'articulation de certaines consonnes et voyelles dites « palatales ».

Pourquoi a-t-on mauvaise haleine le matin ?
Pendant la nuit, les glandes salivaires, elles aussi, se reposent, donc la fonction autonettoyante est sur pause. Quant aux bactéries des débris alimentaires restants, elles ne se reposent pas et dégagent des gaz volatiles malodorants.

À ce propos, tous les bains de bouche et les grattoirs à langue sont-ils efficaces ?

Ils sont utiles en cas de problème - une langue surchargée ou blanche, une langue noire à cause du tabac - et seulement si votre dentiste ou votre médecin vous le prescrit. En dehors de cela, le bain de bouche et le grattoir ne servent à rien, ils sont même contre-indiqués : en procédant au nettoyage de la bouche à la place de la salive, on risque de déséquilibrer la flore, qui ne produira plus de bonnes bactéries ; par conséquent, notre microbiote ne pourra plus se défendre en cas d'attaque de mauvaises bactéries.

Attention aux piercings !

Un piercing à la langue peut provoquer des allergies, des œdèmes (gonflements), des infections, et surtout des fractures dentaires ! Car la langue, on ne la maîtrise pas toujours : il y a une motricité volontaire, « je tire la langue », et une motricité involontaire... Aussi, restez vigilant.

Alors,
rappelez-vous :
la langue
est importante
et il faut
la chouchouter,
veiller sur elle
et la surveiller,
car elle
est une bonne
indicatrice
de votre état
de santé.

LE NOMBRIL

À chacun le sien !

LOCALISATION Au-dessus du bas-ventre

ÉTYMOLOGIE « Nombril » tient son origine du latin populaire *umbiliculus*, qui représente la cicatrice formée après la chute du cordon ombilical.
Son synonyme, « ombilic », qui renvoie également à « ombilical », est quant à lui emprunté au latin savant *umbilicus*.

TAILLE 1 à 2 cm

ASPECT Aucun nombril ne ressemble à un autre.

PARTICULARITÉ C'est la cicatrice du cordon ombilical.

FONCTIONS À la fois vital et inutile, le nombril est la zone qui relie l'embryon puis le fœtus à la mère, via le placenta, pendant la grossesse. À partir de la naissance, le nombril devient une banale cicatrice !

EXPRESSIONS « Se regarder le nombril », « être nombriliste », « se prendre pour le nombril du monde », en référence à la position centrale du nombril sur le corps.

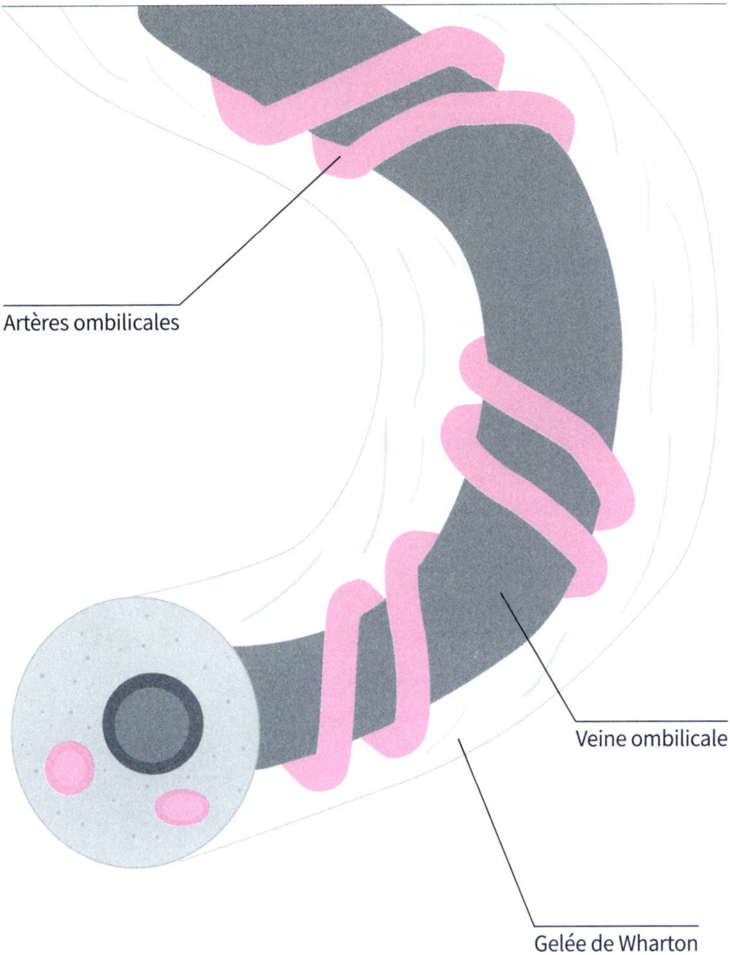

Cordon ombilical

On en a tous un,
et pourtant
aucun d'entre nous
n'a le même.

Tout le monde connaît le nombril, on n'a donc pas besoin de savoir où il se trouve. Mais à quoi sert-il ?

Le nombril ne sert à rien. Il n'a aucune fonction organique spécifique. Pour comprendre son intérêt, il faut remonter dans le temps. Le nombril est l'abouchement du cordon ombilical sur le ventre du bébé, qui est le centre des échanges. L'embryon, dans le ventre de la mère, va développer dès ses premières semaines *in utero* le cordon ombilical. **Ce cordon, c'est le fil de la vie.** Celui-ci, partant du nombril (que l'on appelle aussi « l'ombilic »), relie l'embryon au placenta, qui lui-même est relié à tous les vaisseaux maternels pour le nourrir. Mesurant jusqu'à 50 cm de long environ à la fin de la grossesse, il contient deux artères et une veine entrelacées, « emballées » dans une sorte de gelée de soutien (appelée « gelée de Wharton »), qui vont permettre à l'embryon de se développer, de grandir. C'est dans ce cordon que vont transiter tous les nutriments dont il a besoin, comme le glucose, et aussi l'oxygène.

Comment le fœtus respire-t-il ?

La première respiration arrive après la naissance, quand le bébé se retrouve à l'air libre. Dans le ventre de sa mère, l'embryon ne respire pas, il vit dans du liquide amniotique. C'est ce qu'on appelle une « respiration sanguine » : le sang de la maman arrive par les deux **artères ombilicales** pour apporter l'oxygène, et repart par la **veine ombilicale** pour évacuer le gaz carbonique.

L'embryon ne peut ni respirer ni manger, il le fait uniquement grâce au cordon ombilical (ou plus exactement via le placenta, qui sert de filtre et prend les nutriments et l'oxygène dont le fœtus a besoin). C'est pourquoi c'est un organe indispensable au développement de la vie.

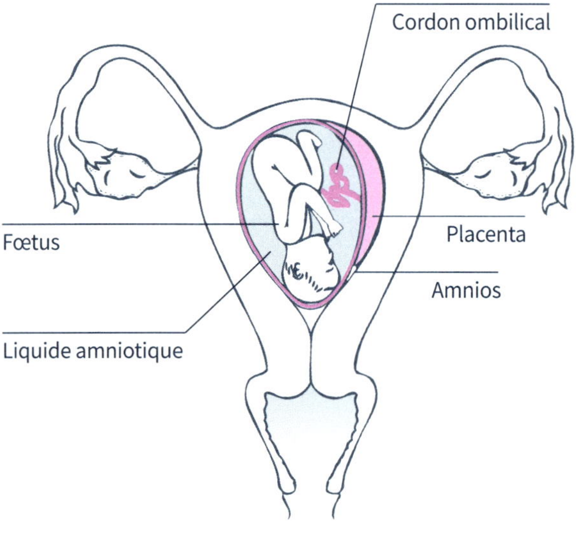

À quel moment le nombril se développe-t-il ?

Le nombril n'existe pas avant la naissance. Le bébé sort du ventre de sa mère avec son cordon relié au placenta. La sage-femme ou le médecin vont ensuite faire des « clamps » : ils vont poser deux pinces à des endroits distincts du cordon pour couper sa circulation – entre ces deux pinces, ils pourront d'ailleurs proposer au papa de le couper !

Une fois le cordon sectionné, c'est le début de l'autonomie du bébé.

Don de cordon

Le cordon ombilical contient des cellules incroyables : ce sont des cellules souches, pluripotentes, capables de devenir des globules rouges, des globules blancs, des plaquettes. On va alors pouvoir s'en servir pour soigner des cancers, des lymphomes, des leucémies...

On peut choisir de donner les cellules du sang de son cordon. C'est l'Établissement français du sang qui les récupère. En France, je rappelle que le don est anonyme et gratuit.

Pourquoi le nombril est-il différent selon les individus ?

J'en profite pour rassurer les parents qui ont coupé le cordon de leur bébé et qui pensent l'avoir fait au mauvais endroit. Cela n'a rien à voir avec eux !

Le cordon, coupé à 2 cm de la paroi abdominale du bébé, va cicatriser de lui-même. En fait, **le nombril, c'est notre première cicatrice.** Comme personne ne cicatrise de la même manière, chaque nombril est différent. Après la naissance, durant environ huit jours, les parents vont procéder à des soins spécifiques, jusqu'à ce qu'un petit morceau commence à se nécroser, puis tombe. Et c'est là que le nombril apparaît.

Chaque nombril est singulier. Aucun ne ressemble à un autre. À tel point qu'il est le seul moyen pour distinguer les vrais jumeaux !

Sorti ou rentré ?

10 % des nombrils sont bombés, la plupart sont donc plutôt en creux. Un nombril sorti est plus facile à nettoyer. D'autant que, parfois, ce sont de véritables grottes dans lesquelles se nichent des bouloches, des peaux mortes, et même nombre de bactéries. Une étude a d'ailleurs montré que l'on pouvait retrouver jusqu'à 170 espèces de bactéries différentes dans un nombril. Ce n'est pas grave, mais certaines d'entre elles sont malodorantes (elles adorent les endroits chauds, humides, à l'ombre...). Donc, pensez bien à nettoyer votre nombril, et surtout à bien le sécher afin qu'il ne soit pas humide et ne génère pas de bactéries.

Que se passe-t-il dans le corps une fois que le cordon n'y est plus ?

Le corps humain est magnifiquement bien fait. À la naissance, quand le cordon n'a plus d'utilité, puisque le bébé a une bouche pour manger et des poumons pour respirer, tout ce qui partait du nombril va involuer et disparaître pour laisser de l'espace aux muscles et aux organes qui vont s'y installer. En attendant que tout se mette en place, la paroi laissée libre peut être fragile et causer certains troubles, comme la **hernie ombilicale** du nourrisson. Celle-ci se présente comme une grosseur au niveau du nombril liée à la faiblesse de la paroi abdominale. Une masse apparaît alors, formée sous la peau. Généralement indolore, on ne l'opère pas avant les 4 ans de l'enfant, notamment car elle peut disparaître d'elle-même. Si vous voyez une petite boule dans la zone de l'ombilic, parlez-en à votre pédiatre, mais ne vous inquiétez pas pour autant.

Symbolique et esthétique

Le nombril a une connotation sensuelle. Dans certaines danses, il est le seul endroit du corps à être révélé. C'est par ailleurs le deuxième piercing le plus fréquent après celui des oreilles ; c'est la preuve qu'il n'est pas si malodorant et qu'on a envie de le montrer ! Il renvoie également au nombrilisme, une attitude égocentrique plutôt péjorative. Mais s'il est ainsi connoté, c'est sans douté lié à sa position sur le corps : dans *L'Homme de Vitruve*, le célèbre crayonné de Léonard de Vinci, l'homme, figuré dans ses proportions idéales, est représenté dans un cercle au milieu duquel siège le nombril, son centre de gravité.

Amusez-vous à fermer les yeux et à imaginer un corps sans nombril... ça change tout !

Le nombril est donc *omniprésent ?*

En effet. *In utero,* le cordon est indispensable à l'embryon pour se développer. Ensuite, même si le nombril ne sert à rien, il conserve toute une symbolique : il représente l'autonomie autant que le lien entre la mère et son enfant – c'est **l'autographe de la maman**, en quelque sorte ! Donc, on le voit : il est peut-être inutile durant notre vie, mais tellement symbolique, universel et à la fois unique à chacun.

LE PANCRÉAS

Un peu de douceur
dans ce monde d'acides

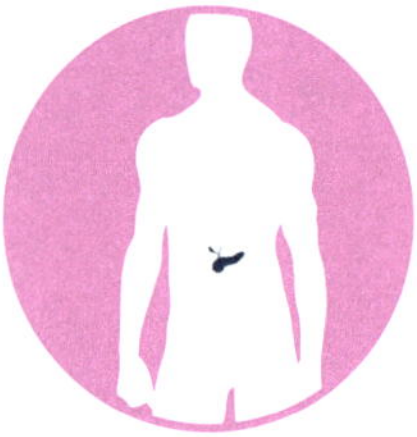

LOCALISATION En haut de la cavité abdominale, entre l'estomac et la colonne vertébrale

LONGUEUR 15 cm | **ÉPAISSEUR** 4 cm | **POIDS** 100 g

ÉTYMOLOGIE « Pancréas » vient du grec *pan*, qui signifie « entier », et *creas*, « chair », en référence à sa nature : un morceau de chair dense.

ASPECT Allongé, un peu en forme de pistolet

PARTICULARITÉ C'est une glande mixte : elle est à la fois exocrine (les substances produites par la glande sont déversées dans des cavités ou des organes par l'intermédiaire d'un canal) et endocrine (les substances produites sont déversées directement dans la circulation sanguine).

FONCTIONS Elle sécrète principalement des enzymes nécessaires à la digestion et des hormones indispensables à la régulation du taux de sucre dans le sang.

EXAMENS POUR VISUALISER LE PANCRÉAS Échographie et/ou échoendoscopie (l'examen est réalisé par l'intérieur en passant par la bouche comme pour un fibroscope) • scanner • IRM

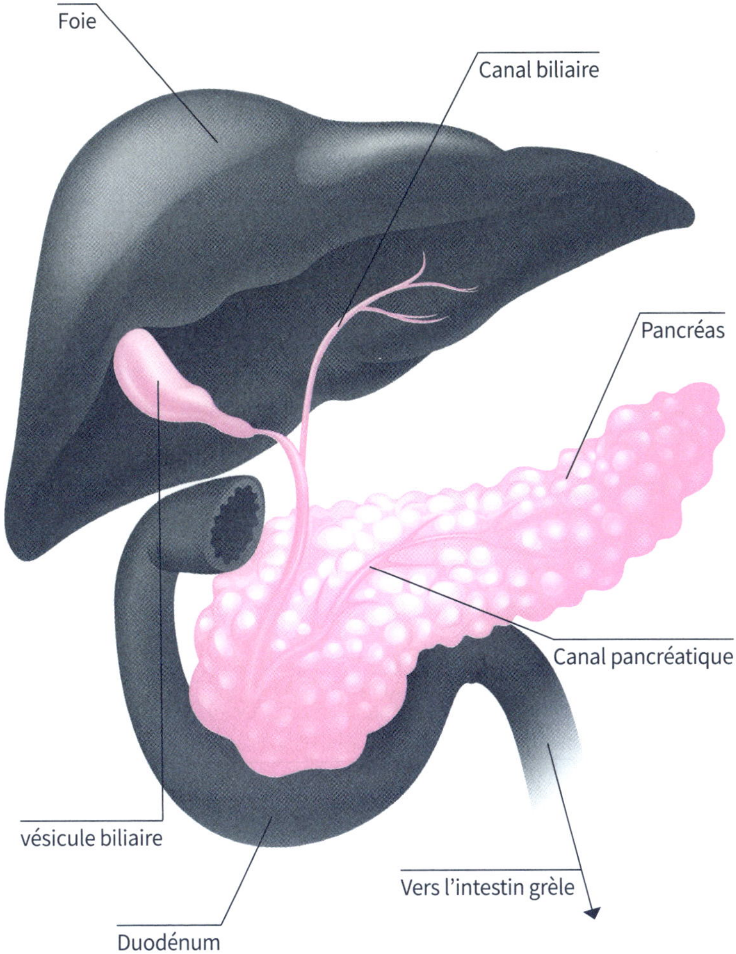
Foie
Canal biliaire
Pancréas
Canal pancréatique
vésicule biliaire
Vers l'intestin grêle
Duodénum

Le pancréas, une glande redoutablement efficace et indispensable à la digestion.

Où se situe le pancréas ?

Il se trouve en haut de la cavité abdominale, en profondeur, entre l'estomac et la colonne vertébrale. Il mesure environ 15 cm sur 4 cm, et pèse environ 100 g.

À quoi sert-il ?

Le pancréas est une glande qui a la particularité d'être mixte : elle est à la fois exocrine et endocrine, ce qui est assez rare, et peut sécréter jusqu'à 2 litres de substance par jour (comme des enzymes ou des hormones), ce qui est énorme. Le foie et le rein sont aussi des glandes mixtes.

Exocrine ou endocrine ?

Une glande est **exocrine** lorsque ses sécrétions s'évacuent par l'intermédiaire d'un canal. Par exemple, la glande mammaire est exocrine, le lait va sortir via les canaux galactophores.

Une **glande endocrine** va, quant à elle, déverser ses sécrétions directement dans la circulation sanguine, et non par l'intermédiaire d'un canal. Par exemple, la thyroïde avec les hormones thyroïdiennes directement dans le sang.

Prenons sa **fonction exocrine**. Dans sa chair, le pancréas contient de nombreux canaux s'abouchant au canal pancréatique, qui, lui, va se déverser dans le duodénum, la partie initiale de l'intestin grêle qui fait suite à l'estomac. C'est dans le duodénum qu'arrivent les sels biliaires et les sécrétions pancréatiques indispensables à la digestion. Le duodénum s'enroule sur la tête du pancréas « tel un pneu sur une jante », ce qui les rend solidaires l'un de l'autre. Canal pancréatique et canal biliaire s'abouchent au même endroit du duodénum.

La principale sécrétion des canaux pancréatiques : les bicarbonates. Pour saisir leur importance, il faut remonter jusqu'à l'estomac. Ce dernier contient un bain d'acide chlorhydrique qui détruit tout le contenu gastrique sur son passage, afin de digérer les aliments du bol alimentaire. Pour se protéger de cet acide destructeur, l'estomac possède une paroi très puissante au mucus épais. Mais passé l'estomac, dans le reste du système digestif, ce mucus n'existe plus, c'est pourquoi l'acidité doit impérativement diminuer. Les bicarbonates sont là pour remplir cette fonction : ils ont un rôle tampon. Et une fois la baisse de l'acidité effectuée, le bol alimentaire peut continuer son trajet dans le système digestif.

Par ailleurs, les aliments contiennent essentiellement des lipides (les graisses), des protéines et des glucides (des sucres). Eh bien, le pancréas est capable de produire des enzymes spécifiques pour les digérer !

Peut-on dire que le pancréas facilite la digestion ?

Pas seulement « facilite » ! Car sans toutes ces fonctions pour faire baisser l'acidité, on ne pourrait pas digérer ! C'est un peu comme un liquide vaisselle miracle qui arrive à dissoudre toutes les graisses – sans lui, nos assiettes seraient toujours sales... Donc oui, le pancréas « facilite » la digestion, et je dirais même plus : il y est **indispensable.**

Quelle est sa fonction endocrine ?

Dans la partie centrale du pancréas se trouvent des îlots appelés les « îlots de Langerhans » qui vont sécréter deux hormones dans le sang : **l'insuline**, dont la fonction est de diminuer le taux de sucre dans le sang, et le **glucagon**, qui, lui, le fait monter. Le pancréas agit donc comme un régulateur, et bosse en permanence pour assurer un taux de glycémie adapté à notre activité et à notre alimentation.

Si le pancréas est défectueux, le taux de sucre dans le sang n'est plus régulé ?

Tout à fait ! En tout cas, dans la partie endocrine du pancréas : il s'agit du diabète. Il en existe deux sortes : le diabète de type 1 et celui de type 2. C'est le premier qui nous intéresse. Le diabète de type 1 est une maladie auto-immune, ce qui signifie que ce sont nos propres cellules qui détruisent les cellules de Langerhans. Le pancréas, alors défaillant, ne peut plus fabriquer d'insuline, donc le taux de sucre dans le sang augmente. C'est là une des pathologies du pancréas les plus fréquentes.

Quant au diabète de type 2, il est dû d'une part à une résistance de nos cellules à l'insuline et d'autre part à un épuisement de notre pancréas qui n'arrive plus à sécréter suffisamment pour agir efficacement sur notre taux de glycémie.

Existe-t-il d'autres pathologies du pancréas ?

Oui, les pancréatites, qui sont des inflammations du pancréas. Il y en a deux types essentiellement : les pancréatites aiguës et les chroniques.

Les premières sont très douloureuses. Pourquoi ? Car l'inflammation du pancréas peut aller jusqu'à la destruction des cellules pancréatiques par autodigestion. La principale cause est liée aux calculs de la vésicule biliaire. Comme les canaux biliaires qui assurent la fonction exocrine, en charge de distribuer les bicarbonates et les enzymes, s'abouchent au même endroit que le canal pancréatique, ces calculs peuvent bloquer l'évacuation des enzymes vers le fameux duodénum. Rappelez-vous, ces enzymes sont de vraies gloutonnes et sont capables de tout détruire, de tout digérer ; si elles restent bloquées à l'embouchure, que font-elles ? Elles détruisent aussi le pancréas. C'est la pancréatite.

Celle-ci peut être due également à des maladies auto-immunes, à des infections, à d'autres pathologies. Dans tous les cas, si vous ressentez de violentes douleurs au niveau du pancréas, filez chez le médecin.

La pancréatite chronique, quant à elle, est liée essentiellement à l'alcool. Elle évolue sur de nombreuses années, et se termine souvent par un ictère, une jaunisse, etc.

Enfin, il y a le cancer du pancréas. Cancer redouté car redoutable.

Pourquoi le cancer du pancréas est-il si redoutable ?

Celui-ci a particulièrement mauvaise réputation. Comme on l'a vu, le pancréas étant difficile d'accès (car en profondeur), il est aussi difficilement visualisable à l'échographie. Par ailleurs, il est situé au milieu de nulle part, il n'a pas beaucoup d'organes autour de lui, c'est pourquoi le cancer a toute la place pour se développer sans gêner les « voisins » et donc les alerter. Souvent, la découverte du problème est trop tardive, et le cancer a eu le temps de s'étendre et de devenir agressif.

On le sait aujourd'hui : plus les cancers sont diagnostiqués et traités tôt, plus on peut les guérir. Comme le cancer du pancréas n'est pas facilement dépistable, il est plus difficile à diagnostiquer et donc à guérir. Voilà pourquoi il est redouté et redoutable.

Quelles sont les causes de ce cancer ?

Les principales causes sont en premier lieu le tabac, qui est responsable de 30 % des cancers du pancréas, puis l'obésité, le diabète et l'alcool.

Ce cancer n'était pas très fréquent, mais depuis quelques années son nombre a doublé chez les hommes et triplé chez les femmes.

Pourquoi une telle augmentation ?

Plusieurs raisons pourraient l'expliquer. Tout d'abord, elle pourrait être en partie liée à celle du nombre d'IRM pratiquées. Comme ce cancer est très difficile à diagnostiquer, il est souvent détecté au hasard d'une analyse – si par exemple on fait une IRM pour un problème de dos, le pancréas est visible. Mais cela n'explique qu'en partie cette augmentation. Peut-être aussi la consommation d'alcool et de tabac chez les femmes qui rattrape celle des hommes. Et peut-être, pour les hommes comme pour les femmes, davantage de diabètes, de l'obésité, ainsi qu'une alimentation industrialisée avec des additifs.

L'environnement peut aussi être une explication : la pollution, les nanoparticules, les métaux, les pesticides, les perturbateurs endocriniens.

Tout le monde travaille à essayer de comprendre cette augmentation, mais pour l'instant les réponses ne sont pas concluantes.

Peut-on vivre sans pancréas ?

Oui, mais c'est une réelle contrainte. Il faut vivre avec une pompe à insuline en permanence, pour réguler le taux de sucre dans le sang, et prendre des enzymes digestives. Même si les médicaments se sont nettement améliorés, le quotidien sans pancréas reste compliqué, avec des problèmes de digestion, d'absorption des aliments... Une surveillance de tous les instants est nécessaire.

Aujourd'hui, on arrive à greffer les cellules des îlots de Langerhans ; il existe aussi des greffes de pancréas. Enfin, il y a le fameux pancréas artificiel que l'on attend depuis de nombreuses années...

Vous l'aurez compris,
cet organe est atypique,
et comme il peut rester
longtemps silencieux,
on ne le ménage pas.

Pensez qu'à chaque repas
il fait un sacré boulot,
et ayez un peu plus
d'empathie pour lui,
car vous en avez
vraiment besoin !

LES PIEDS

Une merveille architecturale

TAILLE De 9 à 35 cm | **SON AUTRE PETIT NOM** Peton

ÉTYMOLOGIE Du latin *pĕdem*, accusatif singulier de *pĕs*, qui signifie « pied », « patte ».

ASPECT Trois types de pieds existent, dont la forme des orteils varie : les pieds égyptiens, grecs et romains.

PARTICULARITÉ Ce petit membre est constitué de 26 os, de 107 ligaments et tendons et de 7 200 terminaisons nerveuses.

FONCTIONS L'équilibre, la marche, la propulsion…

EXAMENS POUR VISUALISER L'INTÉRIEUR DU PIED Tout dépend de ce que l'on cherche : plutôt radiographies pour les os, et échographies ou IRM pour les tendons et parties molles.

EXPRESSIONS Il y en a tellement ! « C'est le pied », « être bête comme ses pieds », « travailler d'arrache-pied », « lever le pied », « avoir un pied-à-terre », « faire des pieds et des mains »…

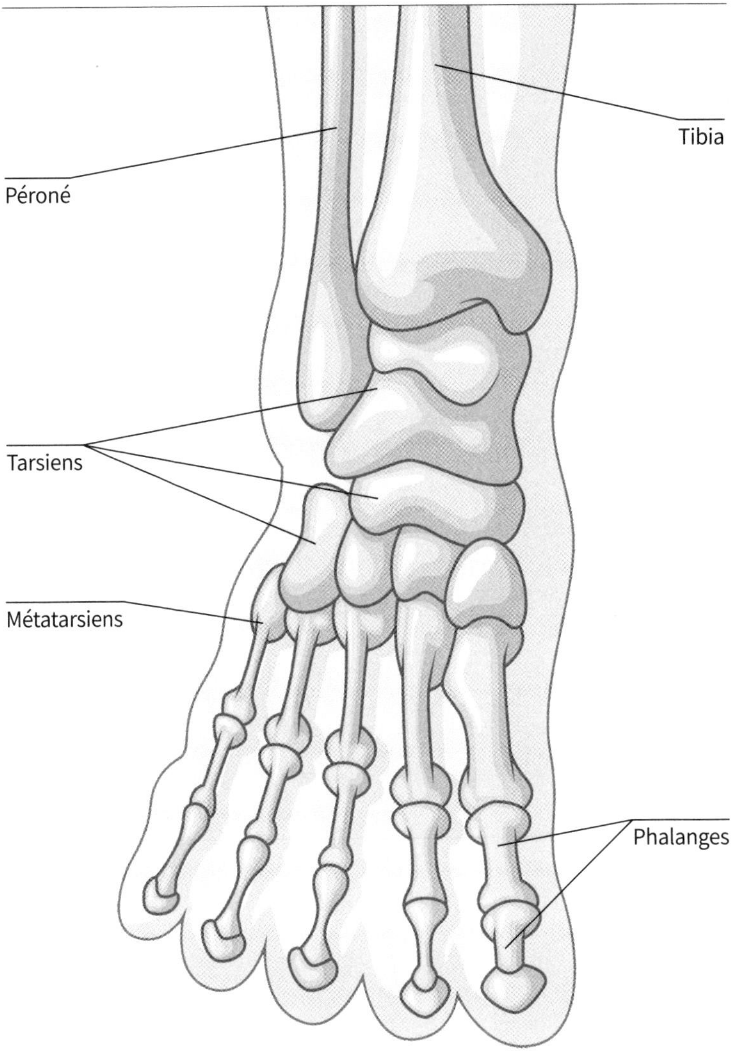
Tibia
Péroné
Tarsiens
Métatarsiens
Phalanges

Si les pieds n'avaient pas évolué au cours des siècles, on ne serait pas là pour en parler !

C'est grâce à l'évolution des pieds que l'homme a pu devenir bipède. En se redressant progressivement, il a ainsi libéré les mains, la mâchoire, le regard et surtout le cerveau. Notre intelligence. C'est donc grâce à nos pieds que nous sommes là aujourd'hui.

Quelle est la première chose à savoir sur les pieds ?

Vous rendez-vous compte que ce petit rectangle de 25 à 35 cm est capable de nous maintenir debout et de porter notre poids, que l'on pèse 60 ou 120 kg ? Il sert aussi bien entendu à marcher, à courir, à sauter, à rester en équilibre… Nos pieds sont généralement symétriques, sinon tout notre corps serait tordu !

À la naissance, ils mesurent environ 9 cm et présentent une croissance très rapide jusqu'à 5 ans. À titre d'exemple, entre 0 et 2 ans, le pied augmente d'une pointure tous les deux mois, puis, à partir de 5 ans, de deux pointures par an pour atteindre sa taille quasi définitive vers 14 ans.

Une chose très importante aussi : il y a, sous le pied, une éponge veineuse qui, chaque fois qu'elle est sollicitée (écrasée) par un mouvement, envoie du sang jusqu'au cœur. C'est pourquoi, quand on ne marche pas ou qu'on reste allongé trop longtemps, il arrive que l'on fasse une phlébite, qui peut même se transformer en embolie pulmonaire. Il est donc primordial de faire fonctionner ce pied !

Pointure et centimètres

Vous l'avez sûrement remarqué, la pointure et la taille du pied en centimètres n'ont rien à voir. On doit les pointures actuelles aux cordonniers du XVIIIe siècle qui décidèrent de prendre comme référence le « point de Paris », la mesure de l'époque, c'est-à-dire deux tiers de centimètre (0,666 cm). En France, chausser du 38 équivaut à un pied de 25,3 cm (38 x 0,666 cm). La rumeur populaire estime que la longueur d'un pied est équivalente à la distance entre le pli du poignet et celui du coude. L'Italie, les États-Unis et le Royaume-Uni n'utilisent pas les mêmes unités.

Gaucher ou droitier du pied ?

Eh oui, on peut être droitier ou gaucher de la tête aux pieds, mais aussi gaucher du pied et droitier du reste du corps ! Cela concerne 1 personne sur 10, et ne change pas grand-chose, mais c'est dans le sport que cela peut se révéler être un grand avantage, notamment dans le foot. En effet, pour certains scientifiques, les gauchers du pied ont une force de frappe plus puissante et une vitesse de réaction plus rapide qui s'expliqueraient du fait que la commande vient de l'hémisphère cérébral droit, gérant la représentation dans l'espace et le traitement de l'information.

De quoi le pied est-il composé ?

C'est une architecture à la fois complexe et fragile. Premièrement, il existe trois grands types de pieds :

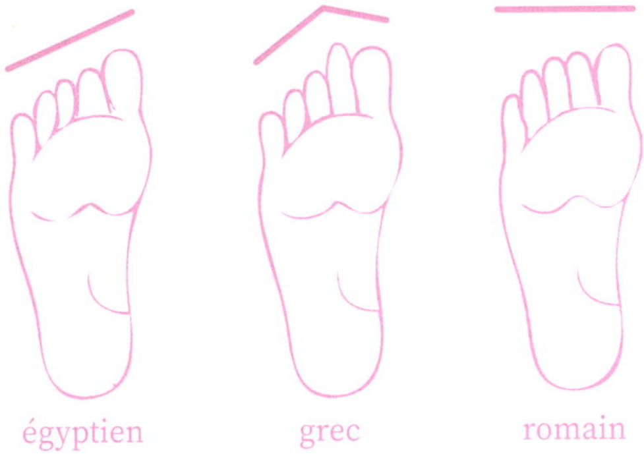

> le pied égyptien, le plus fréquent (50,8 %),

> le pied grec, lorsque le deuxième orteil est plus long que le premier (40,2 %),

> le pied romain (ou carré), quand les orteils sont tous de la même taille (9 %).

Maintenant, l'intérieur du pied. Celui-ci dénombre 26 os (ce qui est énorme comparé à sa taille). On distingue, d'arrière en avant : les 7 tarsiens avec le calcanéum et l'astragale (ou « talus »), qui se situent au niveau de la cheville, les 3 cunéiformes, le cuboïde et le naviculaire. Ensuite, il y a les 5 métatarsiens (l'équivalent des métacarpiens de la main) et les 14 phalanges (2 pour le gros orteil, qu'on appelle « hallux », et 3 pour tous les autres).

À eux seuls, les deux pieds contiennent le quart des os du corps !

1 PIED = 26 os + 107 tendons + 20 muscles

En plus de ces os, on y trouve des articulations et enfin des muscles.

Les pieds comme les mains ont la particularité d'avoir une double musculature. Une musculature extrinsèque — les muscles de la jambe qui agissent sur le pied grâce aux tendons —, et une musculature intrinsèque — les muscles situés dans le pied. Autre point commun : les orteils comme les doigts ne possèdent pas de muscles et bougent par l'intermédiaire des tendons.

Les tendons et ligaments du pied sont au nombre de 107 ! Les tendons relient un muscle à un ou plusieurs os ; ils transfèrent la force du muscle à l'os pour permettre le mouvement. Les ligaments relient deux os entre eux, leur rôle étant principalement de maintenir la stabilisation des articulations.

Bien sûr, on y trouve aussi de la graisse - un peu plus que dans les autres endroits du corps - qui va servir à amortir les chocs du plat du pied sur le sol.

Et puis surtout, le pied contient quelque chose d'essentiel : les arches.

Qu'est-ce que les arches du pied ?

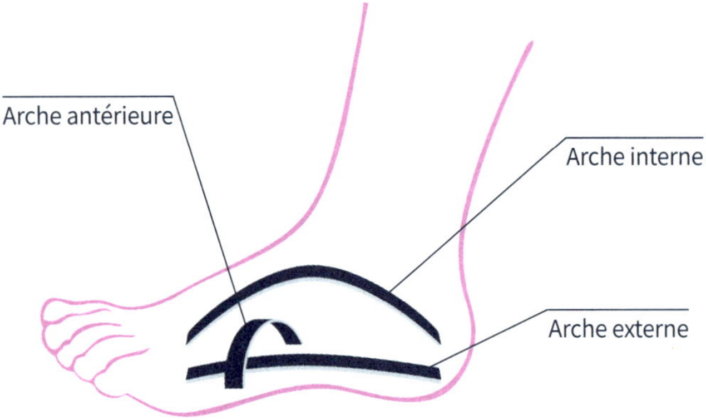

Le pied est une merveille architecturale. Quand vous marchez pieds nus dans le sable, vous le voyez, l'empreinte laissée n'est pas totale, et heureusement ! Si notre pied était entièrement plat, tout le poids du corps irait uniquement sur le talon. Et fini l'équilibre, l'amortissement, la propulsion… La voûte plantaire est ce qui caractérise la bipédie chez l'homme ; les primates ont les pieds plats, ce qui explique qu'ils ne peuvent pas marcher longtemps sur deux pattes ! Le pied est donc plus spécialisé que la main – qui, elle, a gardé une structure plus primitive (cependant tellement essentielle grâce à l'opposition du pouce et des autres doigts) –, car sur quelques centimètres il nous porte, nous fait tenir en équilibre et nous permet de marcher.

Le pied contient des voûtes et des arches. Ce sont ces dernières qui façonnent la voûte plantaire. On en trouve trois : deux arches longitudinales médiale et latérale et une arche transversale. Ligaments, tendons et muscles participent à la constitution de ces arches et confèrent à celles-ci élasticité, souplesse et une grande capacité adaptative…

L'arche longitudinale est la plus importante : grâce à elle, les forces seront réparties équitablement sur tout le pied. Les différentes arches permettent l'amortissement du poids du corps ainsi que la propulsion, agissant comme des tremplins pour permettre la marche, la course, les sauts…

On comprend mieux pourquoi les personnes qui ont les pieds plats doivent porter des semelles orthopédiques pour reproduire cette forme d'arche.

Pas de poils sur la plante des pieds, pourquoi ?

Comme pour la paume des mains, il n'y a pas de poils sur la plante des pieds.

Ces deux régions du corps sont sollicitées en permanence, aussi l'épiderme des paumes et des plantes est dix fois plus épais que celui du reste du corps. Il n'y a ni follicules pileux ni mélanocytes, en revanche ces régions sont riches en glandes sudoripares et en terminaisons nerveuses. La présence de poils aurait gêné l'adhérence, la préhension, la manipulation fine – imaginez-vous en train d'enfiler un fil dans le chas d'une aiguille avec des poils au milieu de la main ! Ou en cas de transpiration, vous voyez la scène avec les poils tous collés !

Donc oui, l'absence de poils fait sens…

Pourquoi sent-on des pieds et pas des mains ?

Quand elle sort des glandes, la sueur est inodore, car elle est composée essentiellement d'eau et de sel. Ce n'est donc pas elle qui est responsable de la mauvaise odeur des pieds ! La concentration en glandes sudoripares est la même sur la paume des mains – environ 600 glandes par centimètre carré (trois fois plus que le reste du corps, où la concentration est de 200 glandes par centimètre carré) –, alors pourquoi « on pue des pieds » et pas des mains ? En fait, l'odeur est due au contact de la sueur avec notre microbiome cutané, c'est-à-dire le grand nombre de bactéries qui se trouve sur la peau, et ce microbiome est très riche sur la plante des pieds ! On se lave moins souvent les pieds que les mains, ils sont enfermés dans chaussettes et chaussures toute la journée, et nos bactéries adorent l'humidité, la chaleur et l'obscurité. Résultats, bactéries et champignons se développent et produisent des gaz malodorants. Voilà pourquoi nos pieds sentent plus.

Un conseil : après avoir lavé vos pieds, séchez-les bien, sans oublier chaque espace interdigital, et préférez les chaussettes en coton et les chaussures en cuir.

Si on a autant de glandes sur la plante des pieds et la paume des mains, c'est pour la préhension, pour l'adhérence. D'ailleurs, quand vous êtes dans votre bain et que vous y restez trop longtemps, vos pieds (tout comme vos doigts) deviennent tout fripés : c'est pour ne pas glisser !

Pourquoi est-on si sensible sous les pieds ?

Car les pieds sont dotés de 7 200 terminaisons nerveuses ! Celles-ci renseignent en permanence notre cerveau au sujet de plusieurs choses ; tout d'abord de notre équilibre, mais surtout de l'environnement au sol : la pression (le sol est-il dur ou mou ?), la température, etc.

Comment bien se chausser ?

Premièrement, il faut savoir que la meilleure ennemie du pied est la chaussure. « Meilleure », car on en a besoin et qu'on ne pourrait pas marcher tout le temps pieds nus ; « ennemie », car si elle est mal choisie, elle peut causer beaucoup de dégâts. D'où l'importance de prendre une chaussure adaptée à la forme de votre pied, et à la bonne taille (pas une pointure en dessous ou au-dessus, sinon votre pied vous le fera payer plus tard).

Une chaussure adaptée à la forme de votre pied, c'est une chaussure dans laquelle vous vous sentez bien, qui a idéalement 3 ou 4 cm de talon (il n'est pas conseillé de porter des semelles plates tous les jours), et qui tient bien la cheville.

Il faut également parler des escarpins ! Lorsque notre pied est dans de telles chaussures, tout le poids va se déplacer vers l'avant, ce qui peut entraîner des douleurs au niveau des genoux, du bassin, du dos, voire des maux de tête. De plus, les escarpins sont généralement serrés, provoquant des orteils dits « en griffe » – ceux-ci remontent et se serrent les uns aux autres –, générant à leur tour des cors ou des œils-de-perdrix (la peau qui se durcit) entre les orteils. Donc les escarpins, oui, mais de temps en temps seulement ! Et si l'on doit marcher, ils sont à éviter.

Même chose pour les baskets, dont il ne faut pas abuser, car le pied a tendance à s'y affaisser et à perdre de sa tonicité.

Il faut toujours être bien chaussé et ne pas hésiter à alterner les chaussures.

Mais la pire ennemie des pieds, c'est la tong. Tout d'abord, lorsque vous conduisez, elles peuvent se coincer dans les pédales ; elles sont responsables de nombreux accidents. Ensuite, votre pied n'est pas tenu, c'est pourquoi les orteils vont compenser et là aussi se mettre en griffe pour tenir la chaussure, ce qui est très mauvais. Comme les tongs sont plates et les semelles, très fines, les répercussions sont nombreuses : sur les genoux, le bassin, le dos... La bride au milieu cause toujours des petites blessures. Le pied étant à l'air libre, il est déshydraté, et le talon se fendille...

Donc les tongs sont certes pratiques à porter en été, mais pour une petite distance !

Comment prendre soin de nos pieds ?

Tout d'abord, il faut les laver régulièrement, mais surtout bien les sécher, notamment dans tous les espaces interdigitaux, car les mycoses des pieds sont fréquentes – et il est très difficile de s'en débarrasser. Ensuite, évidemment, on se coupe les ongles en suivant leur courbe et jamais à ras.

Et puis surtout, si vous avez un petit bobo, que ce soit un ongle douloureux ou incarné, un cor, un œil-de-perdrix, de la corne, n'essayez pas de le soigner vous-même, consultez un spécialiste, car l'autotraitement peut avoir plus d'inconvénients que d'avantages.

Les pédicures-podologues sont d'excellents professionnels, qu'on oublie trop souvent de solliciter. L'Union française pour la santé du pied vous donne également de précieux renseignements, n'hésitez pas à consulter leur site internet.

Le mal de pied peut vous gâcher la vie !

Une dernière chose. Si votre enfant sautille ou marche sur la pointe des pieds, prenez rendez-vous chez son médecin. Sinon, une consultation chez le pédicure-podologue dès 4 ans est possible, afin de s'assurer qu'il n'y a pas de malformation – un pied plat ou un pied trop creux, par exemple. Tout un tas de traitements existe pour soigner ces pathologies. Enfin, nul besoin d'avoir mal pour y aller régulièrement.

J'espère que vous l'aurez compris : vos pieds, il faut les chouchouter !

LE PLACENTA

Éphémère et pourtant indispensable à la vie

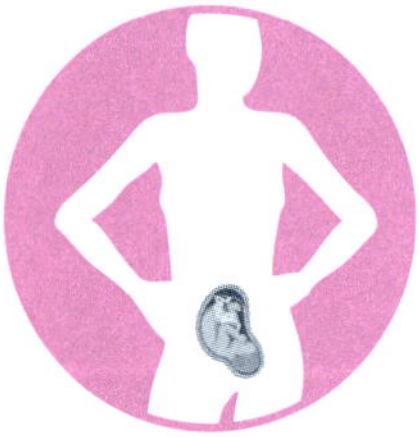

LOCALISATION

Généralement dans la partie supérieure de l'utérus, de façon à laisser toute la place au développement du fœtus.

TAILLE Il grandit au fur et à mesure de la grossesse pour atteindre 20 cm de diamètre environ.

POIDS de 500 à 700 g

ÉTYMOLOGIE « Placenta » signifie « gâteau » ou « galette » en latin. Il prend sa racine du grec ancien *plakóenta*, « plat, en forme de plaque », en référence à sa forme aplatie.

ASPECT En forme de galette d'une vingtaine de centimètres de diamètre, plus épaisse en son centre (4 à 5 cm) que sur les bords (4 à 5 mm).

PARTICULARITÉ Une fois le placenta « étalé », sa surface peut atteindre 15 m^2 grâce à ses nombreuses villosités (un peu comme des milliers de cils pour faciliter les échanges entre la mère et l'embryon puis le fœtus).

FONCTION Organe transitoire indispensable à la gestation

EXAMENS POUR VISUALISER LE PLACENTA Échographie • doppler anténatal

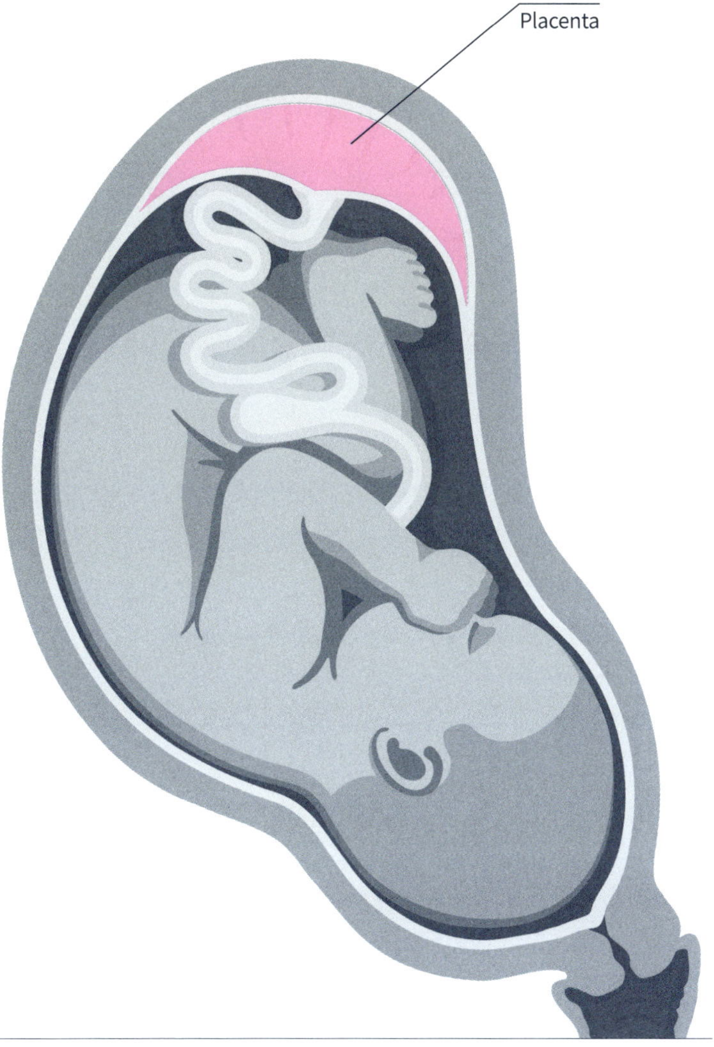
Placenta

**Le placenta
est une source
de vie unique,
irremplaçable,
inaliénable,
qui mérite toute
notre attention.**

Le placenta a une vie courte mais intense. Il commence à se former dès l'implantation de l'embryon, il est alors appelé « trophoblaste ». Indispensable au développement de celui-ci, il va petit à petit se développer pour devenir, vers le troisième mois de la grossesse, un placenta réellement fonctionnel. Il est expulsé dix à quinze minutes après l'accouchement (comme un bon à rien !).

De quoi est fait le placenta ?

C'est une véritable éponge sanguine faite d'artères et de veines, repliées un peu comme des doigts de gants, afin de bénéficier d'une grande surface d'échanges. Une face du placenta, appelée « face maternelle », est ancrée dans la paroi de l'utérus de manière à capter ce qui vient de la mère, les échanges, filtrations, etc. L'autre face, dite « face fœtale », est recouverte d'une membrane appelée « amnios » et reliée au cordon ombilical, qui arrive au fœtus à l'endroit du futur nombril.

Quelles sont ses fonctions ?

Elles sont nombreuses et, bien sûr, vitales ! L'embryon ne mange pas, pourtant il grandit et grossit à grande vitesse. C'est grâce au placenta et à ses rôles multiples.

Nutrition

Via le placenta, l'embryon reçoit l'eau, les acides aminés (petites briques qui construisent les protéines), les nutriments, les vitamines, le sucre et tout ce dont il a besoin.

Respiration

Notre embryon, qui deviendra fœtus vers la onzième semaine, a son respirateur personnel : le placenta ! Eh oui, celui-ci joue un rôle essentiel dans la respiration en apportant l'oxygène qui sera fortement fixé et transporté dans les globules rouges de l'embryon, rejetant le dioxyde de carbone. Le placenta est donc un respirateur particulièrement efficace.

Purification

Tout ce qui n'est pas utile au fœtus est excrété via le placenta vers la mère, comme l'urée, le dioxyde de carbone et autres déchets.

Filtre protecteur

Il protège et stoppe de nombreux virus, bactéries ou parasites, et quelques substances toxiques. Mais pas tous : la listériose, la toxoplasmose, le VIH, l'alcool, le tabac, les drogues ou encore certains médicaments franchissent la barrière placentaire.

Sécrétion d'hormones

Notre placenta se comporte comme une glande et sécrète de la progestérone, des œstrogènes et toutes les hormones dont le fœtus mais aussi la mère ont besoin pour une grossesse réussie.

Défense

Le fœtus n'étant pas encore capable de fabriquer ses propres défenses immunitaires, le placenta laisse passer certains anticorps maternels.

Préparation à la séparation

En fin de grossesse, le placenta produit des hormones qui préparent la mère à l'accouchement mais aussi à la lactation...

La placentophagie

Chez les mammifères, la plupart des femelles mangent leur placenta, pour sa richesse en vitamines, en minéraux, en nutriments, mais aussi pour éviter de laisser des traces et d'attirer les prédateurs de nouveau-nés sans défense.

L'ingestion du placenta a longtemps été pratiquée par de nombreuses civilisations et l'est encore dans quelques pays. En France, elle est interdite et, selon la loi, le placenta ne peut être collecté qu'à des fins thérapeutiques ou scientifiques si la femme accouchée ne s'y est pas opposée ; sinon, il est incinéré avec les autres déchets opératoires.

Dans d'autres pays comme les États-Unis, cette pratique est courante ; on peut même trouver du placenta sous forme de gélules ou de granules.

Les bénéfices attribués à son ingestion sont nombreux : la placentophagie favoriserait la récupération après l'accouchement, faciliterait la sécrétion d'ocytocine (hormone de la lactation), resserrerait les liens mère-enfant, diminuerait le risque de dépression post-partum. Cependant, à l'heure actuelle, aucune étude scientifique n'a confirmé toutes ces vertus.

La grossesse : une énigme immunologique

La grossesse est une véritable énigme. On le sait tous : ce qui est antigénique, c'est-à-dire « non soi », met en alerte notre système immunitaire qui fait tout pour s'en débarrasser. Or l'embryon devrait être perçu comme un corps étranger puisqu'il est constitué certes de 50 % de soi – la maman – mais aussi de 50 % de non-soi – le papa. Mais le placenta va créer une espèce de *no man's land* immunitaire afin que l'immunité maternelle s'adapte, tolère, accepte ce merveilleux « corps étranger » durant toute la grossesse.

Le placenta prævia

Prævia signifie « qui gêne le passage » ; on parle donc de « placenta prævia » lorsque celui-ci est situé dans la partie inférieure de l'utérus et risque de gêner ou empêcher le passage du fœtus. Il peut également être responsable d'hémorragies lors du troisième trimestre. On le découvre généralement à l'échographie. Le médecin peut être amené à conseiller du repos en fin de grossesse et éventuellement un accouchement par césarienne si le placenta est recouvrant et bloque le col.

Que devient le placenta à la fin de la grossesse ?

Le moment venu, quand il n'est plus capable d'assumer toutes ses fonctions, quand il a tout donné, quand il sent et sait qu'il est temps pour le fœtus de se débrouiller en dehors du ventre de sa mère, le placenta envoie les messages d'alerte de déclenchement de l'accouchement. Il se sacrifie au bénéfice de la vie.

La délivrance sous haute surveillance

À la fin du travail arrive la délivrance, c'est-à-dire le décollement suivi de l'expulsion du placenta, du cordon et des membranes grâce à la reprise des contractions utérines qui surviennent quelques minutes après la sortie du nouveau-né. Le placenta est systématiquement examiné pour s'assurer qu'il a bien été expulsé dans sa totalité, on vérifie l'état et le nombre des cotylédons (lobes fonctionnels situés sur la face maternelle du placenta). Cette délivrance doit se produire dans les quelques minutes qui suivent l'accouchement. Au-delà de trente minutes, l'équipe obstétricale doit s'en inquiéter et intervenir.

Le placenta
est un organe fascinant,
il n'existe que pour
assurer le développement
du fœtus puis est expulsé
et traité comme un déchet
quelques minutes
après la naissance…

Quel manque
de reconnaissance !

LA RATE

Un organe multifonctions

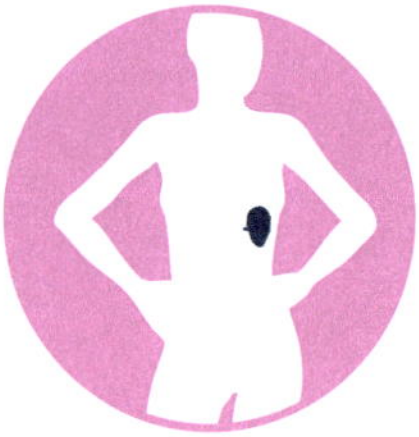

LOCALISATION
Sous le diaphragme et à gauche de l'estomac

ÉTYMOLOGIE Le mot « rate » vient du néerlandais *rate*, qui signifie « rayon de miel », en référence à la texture lâche et celluleuse de l'organe.

LONGUEUR 10 cm | **LARGEUR** 4 cm | **ÉPAISSEUR** 6 à 8 cm | **POIDS** 200 g

ASPECT C'est un organe mou. On distingue la rate rouge, essentiellement constituée de vaisseaux sanguins emplis de globules rouges, et la rate blanche, composée d'îlots de tissus lymphatiques.

SON PETIT NOM Le cimetière des globules rouges

PARTICULARITÉ C'est l'organe lymphoïde le plus gros du corps humain.

FONCTIONS *In utero*, elle produit des cellules sanguines • Elle défend l'organisme en cas d'infection • Elle permet la filtration et la purification du sang • C'est une réserve de sang pour l'organisme.

EXAMENS POUR VISUALISER LA RATE Échographie • scanner

EXPRESSIONS « Se mettre la rate au court-bouillon », « courir comme un dératé », « se fouler la rate »…

EN + Charles Baudelaire y a consacré le poème « Spleen ».

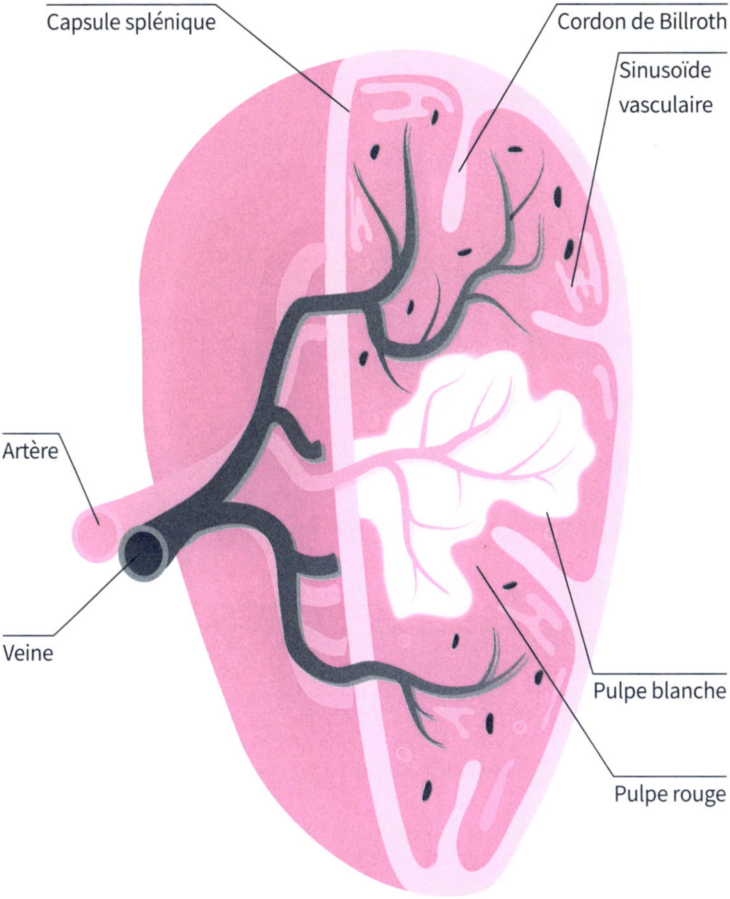
Capsule splénique
Cordon de Billroth
Sinusoïde vasculaire
Artère
Veine
Pulpe blanche
Pulpe rouge

Un organe

peu connu

dont on

sous-estime

les capacités.

Où se situe la rate dans le corps ?

Ce petit organe d'environ 10 cm de long se trouve sous les côtes, à gauche dans notre abdomen. Quand tout va bien, on ne la sent pas. Mais lorsqu'elle grossit à cause d'une pathologie, elle peut devenir palpable à l'examen ; on parle alors de « splénomégalie ».

On n'en entend pas souvent parler. Est-elle inutile ?

Pas du tout ! Si elle est très peu connue, elle est cependant essentielle à la bonne marche du corps. Sa particularité ? Elle a plusieurs fonctions dans l'organisme et selon les épisodes de la vie.

In utero, dans le ventre de la mère, **la rate participe à la fabrication de toutes les cellules du sang** : les globules rouges, les plaquettes et les globules blancs, jusqu'au septième mois environ. Puis la moelle osseuse prend le relais pendant les deux derniers mois de la grossesse, pour fabriquer les différents éléments du sang.

À partir de la naissance, à quoi la rate sert-elle ?

Elle change de fonction et devient **notre meilleure alliée contre toutes les infections**. Faisant partie des organes lymphoïdes les plus gros du corps – parmi lesquels la moelle osseuse, le thymus, les ganglions lymphatiques répartis dans l'organisme, les amygdales et les plaques de Peyer (associées à l'intestin) –, elle va fabriquer différents globules blancs (ou leucocytes), dont les lymphocytes, qui vont créer des anticorps en nombre en cas d'infection.

Lorsqu'on est malade, notre organisme déploie une armée de défenseurs dans les différents ganglions lymphatiques du corps ; on les sent notamment dans le cou, l'aine et l'aisselle. Par exemple, quand nous avons une angine, les ganglions dans la gorge gonflent, nous les avons tous sentis au moins une fois dans notre vie ! La rate a le même mode opératoire que tout système lymphatique : c'est à l'intérieur d'elle que vont se multiplier les globules blancs, ces défenseurs qui vont ensuite se déployer pour nous débarrasser des microbes.

On ne l'appelle pas la « rate blanche » pour rien : si une partie de cet organe est rouge, l'autre est blanche, car les globules blancs y sont stockés.

Quelles sont ses autres fonctions ?

C'est un **organe détox**. Tout le sang du corps passe par la rate : il entre par une artère et ressort par une veine. Entre-temps, une multitude de vaisseaux vont le nettoyer (l'épurer) puis le filtrer avant de le laisser repartir. Son action de « purification » du sang permet donc d'éliminer les déchets et les cellules détériorées.

C'est aussi une **« station d'épuration »** ! Nos globules rouges vivent en moyenne cent vingt jours, et chaque jour 1 % d'entre eux se rend dans la rate pour y mourir – ce n'est pas pour rien qu'on la surnomme le « cimetière des globules rouges ». Mais celle-ci ne se contente pas de les détruire, elle les recycle ! En plus d'envoyer le fer des globules rouges vers le foie, elle va faire une réserve de globules rouges de secours pour les diffuser dans le corps. Ainsi, en cas de besoin d'oxygène ou lors d'une hémorragie, la rate peut se dilater et se contracter pour pallier les manques (une anémie, par exemple).

Ce merveilleux organe ne stocke pas seulement des globules rouges ; il conserve aussi des globules blancs et des plaquettes, ces cellules qui permettent la coagulation du sang.

A-t-elle d'autres particularités ?

Oui ! Elle a un gros défaut : elle est très fragile. Tout d'abord, sa localisation n'aide pas : très vascularisée (car reliée aux artères et aux veines), elle est peu protégée par les côtes, même si elle est coincée contre l'estomac, le pancréas et le rein. Lors d'un choc ou d'un traumatisme, elle peut s'arracher ou se rompre et déclencher une hémorragie. À ce stade, il s'agit d'une urgence vitale, car la rupture de la rate fait perdre beaucoup de sang. Dans ces cas-là, les médecins effectuent une « splénectomie », une opération qui consiste à retirer la rate. On peut aussi être atteint d'une maladie appelée la « splénomégalie », un gonflement de la rate, auquel cas elle doit être également retirée.

Peut-on vivre sans rate ?

Les personnes n'ayant plus de rate sont plus à risque d'infection, c'est pourquoi elles reçoivent plusieurs vaccins (contre des bactéries dites « encapsulées », comme le pneumocoque ou le méningocoque) et doivent prendre des antibiotiques pendant deux ans. Elles sont même dotées d'une carte informant tout personnel médical qu'elles ont subi une telle opération. Enfin, à chaque début de fièvre, elles doivent consulter leur médecin pour prendre les mesures nécessaires en cas d'infection.

Le corps humain est tellement bien fait que 10 % des êtres humains ont une petite rate « accessoire » qui prend le relais en cas de splénectomie !

Pourquoi dit-on « courir comme un dératé » ?

Il y a longtemps, on pensait que les coureurs de compétition, lorsqu'ils avaient un simple point de côté, avaient un problème à la rate. On leur donnait alors des décoctions pour tuer l'organe ou le soigner ; il arrivait même qu'on les opère de la rate, pensant qu'ils courraient plus vite. Mais non, désolée, on ne court pas plus vite sans rate !

LES SINUS

Purificateurs d'air

LOCALISATION

Dans la sphère ORL, 4 paires de cavités paranasales sont « creusées » dans les os de la face et du crâne.

ÉTYMOLOGIE « Sinus » vient du latin *sinus* qui signifie « courbure, pli » ou « concavité, creux », en référence à son aspect qui s'adapte à la forme du visage. Il peut aussi signifier le « sein ».

PARTICULARITÉ Ils sont postés à des endroits stratégiques de la face : les sinus maxillaires, frontaux, ethmoïdaux et sphénoïdaux. Ils tirent leur nom des os du crâne dans lesquels ils se trouvent (os maxillaire, os frontal, os ethmoïdal, os sphénoïdal).

FONCTIONS Ces 8 cavités remplies d'air ont de multiples fonctions, les principales étant l'humidification et la purification de l'air.

EXAMENS POUR VISUALISER LES SINUS Le médecin spécialiste peut pratiquer une fibroscopie nasale et/ou demander un scanner des sinus.

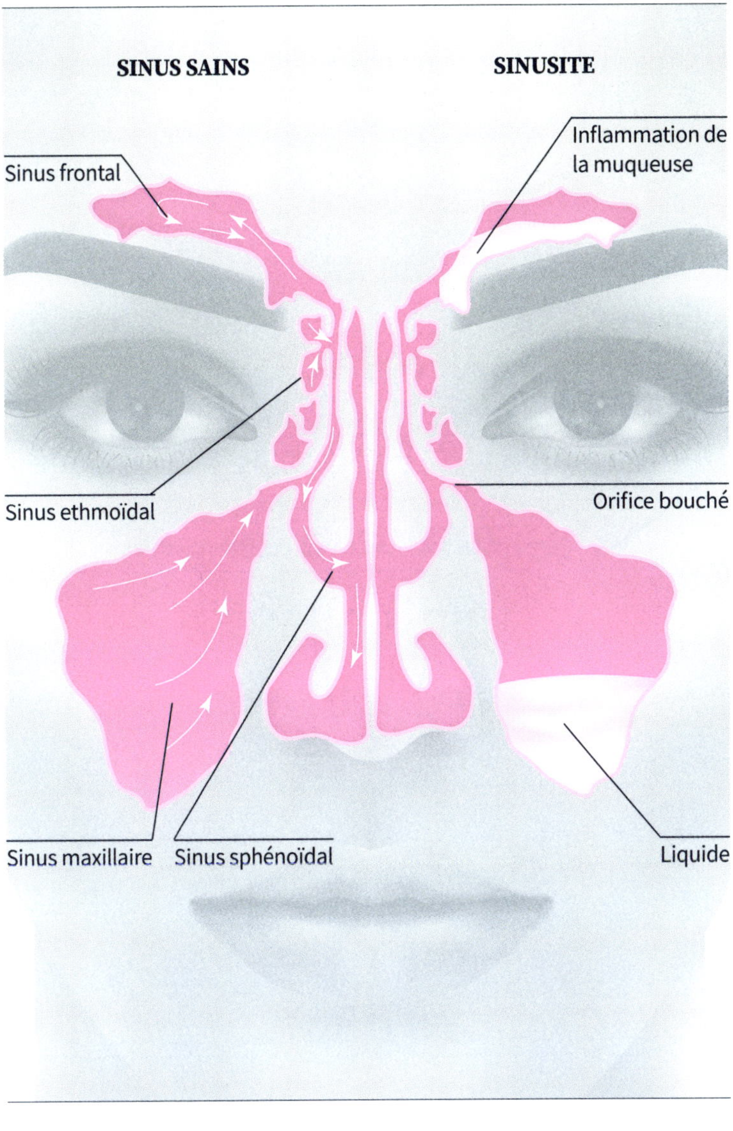
SINUS SAINS
SINUSITE
Inflammation de
la muqueuse
Sinus frontal
Sinus ethmoïdal
Orifice bouché
Sinus maxillaire
Sinus sphénoïdal
Liquide

90 %
des Français
ont déjà eu
une sinusite
dans leur vie.

On sait à peu près ce qu'est une sinusite, mais on connaît moins les sinus. Qu'est-ce que c'est ?

Les sinus sont des trous creusés dans les os de la face et du crâne dont le rôle principal est d'assainir l'air avant qu'il ne se diffuse dans la sphère ORL. On distingue quatre paires de sinus :

> les sinus maxillaires (les plus connus, près de la mâchoire),

> les sinus frontaux (au-dessus des sourcils),

> les sinus ethmoïdaux (entre les yeux),

> et, plus en profondeur, les sinus sphénoïdaux (situés sur un os nommé « sphénoïde »).

Quelle est l'utilité de tous ces sinus ?

Ils seraient apparus avec l'évolution de l'homme, quand celui-ci a commencé à se redresser, pour alléger le poids de sa tête. Finalement, notre crâne ressemble plus à une boîte vide que pleine – d'un point de vue osseux bien sûr –, il y a des trous partout ! Ces cavités permettent aussi d'amplifier la résonance de la voix – d'ailleurs, quand on a un problème aux sinus, notre voix est altérée, elle peut devenir nasillarde et provoquer des confusions (« mémé » pour « bébé ») !

Mais tous servent en premier lieu à réchauffer, humidifier, purifier l'air quand il pénètre dans nos voies respiratoires. Tous les sinus sont reliés aux fosses nasales par des canaux étroits et sinueux et s'y abouchent par un orifice. L'air entre par le nez, circule alors dans les sinus, dans lesquels mucus et petits cils vibratiles font le ménage. Les muqueuses, tissus qui tapissent les parois des sinus, sécrètent du mucus pour piéger les bactéries, et donc empêcher les infections. L'air, ainsi réchauffé, humidifié et purifié, peut continuer à circuler.

Pourquoi on se retourne quand on dort ?

Les sinus fonctionnent en alternance, autrement dit la muqueuse du sinus droit va s'épaissir pour laisser la gauche travailler, et inversement. L'air va donc davantage circuler d'un côté pendant que, de l'autre, la circulation sera moins fluide pour permettre aux cils vibratiles de se reposer.

Ce serait l'une des raisons pour lesquelles on change de position la nuit. Le cycle nasal et le cycle sinusien durent quatre à cinq heures, pour mettre notre système au repos. Il est très bien fait, le corps humain !

Qu'est-ce que la sinusite ?

C'est une inflammation de l'un des sinus. En cas de sinusite provoquée par une allergie, la muqueuse gonfle en réaction à l'allergène, les vaisseaux se dilatent et notre armée de défenses (essentiellement les globules blancs éosinophiles) arrive sur les lieux pour nous débarrasser de l'intrus, ce qui peut bloquer le passage de l'air, gênant par conséquent la respiration. L'hyperpression créée dans la cavité est alors très douloureuse.

Mais la plupart des sinusites sont d'origine infectieuse : soit virales, soit bactériennes, soit dues à des champignons. Dans ces cas-là, non seulement l'air ne circule plus, mais les sinus sont infectés et peuvent accumuler du pus qui sera difficile à déloger.

Les polyposes sinusiennes sont fréquentes également. Les polypes sont des excroissances de chair que l'on peut avoir à tout endroit de l'organisme. Quand elles se trouvent dans les sinus, elles provoquent potentiellement une gêne, voire une obstruction, donc une infection possible. De même, une déviation de la cloison nasale peut être un facteur de risque d'augmentation des infections sinusiennes : l'orifice étant bouché, l'air ne circule plus.

Dernière cause fréquente : les problèmes dentaires. Les sinus maxillaires étant proches des dents, une infection dentaire ou un geste malheureux du dentiste peuvent faire passer des bactéries dans les sinus maxillaires et ainsi entraîner une sinusite.

Qui est touché ?

Certaines personnes sont plus à risque que d'autres. Par exemple, celles qui travaillent en crèche, avec des enfants en bas âge dont l'immunité n'est pas encore mature et qui sont donc régulièrement malades. Les fumeurs également. Et puis les nageurs et nageuses : l'eau étant riche en microbes, les risques d'infections sont plus nombreux !

Sinus et plongée sous-marine

On le rappelle, les sinus sont des cavités rigides tapissées de muqueuse et remplies d'air. En plongée, l'équilibre de pression entre les sinus et les fosses nasales s'effectue naturellement. Mais si, pour une raison ou une autre, les orifices sont bouchés, cela empêchera l'équilibre des pressions, pouvant entraîner un traumatisme de la muqueuse, voire exceptionnellement de l'os. Cela va se traduire par des douleurs ou parfois un saignement de nez. Il est fortement déconseillé de plonger en cas de rhume, de problème dentaire ou, bien sûr, de sinusite.

Ces traumatismes peuvent également se produire en avion.

Quels sont les symptômes de la sinusite ?

Le premier est la douleur ! Il est rarissime qu'une sinusite ne fasse pas mal… même s'il est arrivé bien sûr qu'elle soit détectée au hasard d'un examen médical.

D'ailleurs, la première chose que le médecin va faire s'il soupçonne une sinusite sera d'appuyer sur tous les sinus pour localiser la douleur. Il va également vous faire baisser la tête. Pourquoi ? Car quand vous changez de position, si la sinusite est infectieuse, le pus se déplace et crée des tensions génératrices de douleurs.

Naissons-nous avec tous nos sinus ?

Non !

Les sinus ethmoïdaux apparaissent dans les premiers mois de la vie.

Les sinus maxillaires, dès 3-4 ans.

Les sinus frontaux, vers 5-10 ans.

Les sinus sphénoïdaux, vers 10-15 ans.

Aussi, si votre pédiatre vous dit que votre enfant de 2 ans a une sinusite frontale, il y a probablement erreur de diagnostic !

Existe-t-il des complications plus graves ?

Les complications sont heureusement très rares : elles peuvent être oculaires ou intracrâniennes avec des abcès, voire une méningite.

Par ailleurs, il existe chez les bébés une sorte de sinusite à surveiller de près : si, suite à une rhinopharyngite qui traîne avec de la fièvre, votre nourrisson présente un empâtement rouge, gonflé, douloureux entre la paupière inférieure et le haut du nez, il faut consulter votre médecin. Celui-ci demandera un bilan sanguin, une radio ou un scanner des sinus et mettra en route un traitement puissant afin d'éviter la progression de l'infection vers l'œil ou le cerveau, via les sinus ethmoïdaux.

La pansinusite : une urgence

Qu'est-ce que la pansinusite ? C'est lorsque tous les sinus sont bouchés. Les causes sont sensiblement les mêmes que pour une sinusite localisée : problèmes dentaires, infections virale ou bactérienne, allergie, polypes... Les symptômes sont plus généraux avec des maux de tête, un écoulement nasal épais continu, des douleurs de la face, de la fièvre, une fatigue...

Il s'agit d'une urgence thérapeutique qui nécessite une hospitalisation afin de drainer l'infection avant qu'elle ne se généralise.

Quels remèdes contre les sinusites ?

La sinusite dite « aiguë » dure de quelques jours à un mois. Elle devient chronique lorsqu'elle dure plus de trois mois.

Cette infection est traître, car elle commence souvent par un simple rhume… qui traîne en longueur. Alors, si votre rhume n'a toujours pas disparu au bout de quelques jours, que votre morve devient un peu jaune, s'épaissit, c'est le signe d'une infection, et donc d'une probable sinusite. Pour commencer, comme les orifices des quatre paires de sinus arrivent jusqu'au nez, on va agir localement en effectuant plusieurs lavages de nez, tout simplement.

Mais lorsque l'infection est plus profonde, un traitement par antibiotiques sera nécessaire, complété avec de la cortisone pour déloger l'infection qui s'est accumulée au fond des os. Et il est recommandé d'arrêter de fumer, la fumée entretenant l'irritation des muqueuses.

Le médecin ORL peut également déboucher les orifices si nécessaire.

Enfin, si le patient a une polypose sinusienne, il arrive qu'une intervention chirurgicale soit recommandée.

C'est pourquoi, dès qu'un rhume apparaît ou que l'on commence à ressentir des douleurs au niveau de l'arcade sourcilière ou des pommettes (signe d'un début de sinusite), il est important de traiter le mal rapidement, afin d'éviter l'infection.

Mon conseil :

ne laissez jamais traîner une sinusite !

LA THYROÏDE

Le chef d'orchestre
de la régulation corporelle

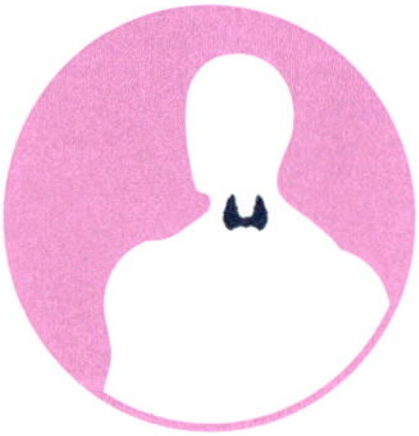

LOCALISATION
À la base du cou, juste en dessous de la pomme d'Adam

ÉTYMOLOGIE « Thyroïde » vient du grec *thuroeidês*, qui signifie « en forme de porte » ou « en forme de bouclier ».

LONGUEUR 4 à 5 cm | **HAUTEUR** 5 cm | **ÉPAISSEUR** 1 cm | **POIDS** 30 g

ASPECT En forme de papillon

PARTICULARITÉ Elle fonctionne grâce à l'iode ingéré par l'organisme.

FONCTIONS Glande endocrine qui régit, entre autres, notre énergie, notre humeur, notre poids et notre vie sexuelle, la thyroïde est à la fois une glande d'influences, et une glande sous influence : elle fabrique trois hormones (la T3, la T4 et la calcitonine) qui vont agir sur tout notre métabolisme, mais elle est aussi sous les ordres de la TSH, une autre hormone sécrétée par l'hypophyse, située dans le cerveau.

EXAMENS POUR LA THYROÏDE Palpation • prise de sang • échographie • IRM

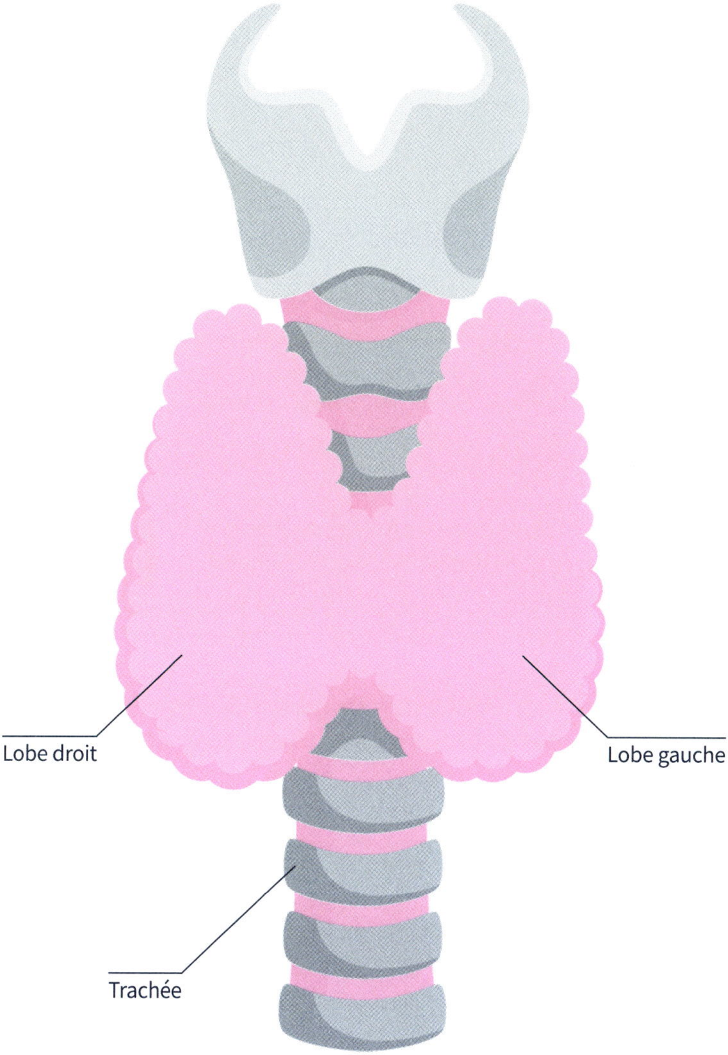
Lobe droit
Lobe gauche
Trachée

Quand la thyroïde est déréglée, c'est tout le corps qui trinque.

Qu'est-ce que la thyroïde ?

C'est une toute petite glande en forme de papillon, qui pèse seulement 30 g. Elle se trouve à la base du cou, en dessous de la pomme d'Adam. Si vous la touchez, vous sentirez une masse d'une consistance molle, un peu comme de la moquette.

Elle régit, entre autres, notre humeur, notre poids et notre vie sexuelle.

De quoi cette glande est-elle composée ?

Elle contient de nombreuses cellules vascularisées appelées « vésicules ». Ces vaisseaux sont essentiels, car ils vont apporter l'iode par la circulation sanguine pour ensuite nourrir la thyroïde qui ne peut fonctionner sans lui. En effet, l'iode est l'ingrédient indispensable à la fabrication des hormones thyroïdiennes. Il se trouve dans l'alimentation, en particulier les crustacés, coquillages, algues, poissons, mais aussi les produits laitiers, ainsi que le sel de table, enrichi en iode pour justement éviter les carences dans l'organisme.

La thyroïde est **une véritable pompe à iode** qui s'en sert ensuite pour fabriquer ses hormones.

Par où l'information passe-t-elle ?

Les taux d'hormones thyroïdiennes circulant dans le sang renseignent en permanence notre cerveau sur nos besoins. S'il y en a trop, notre hypophyse, dans le cerveau, va commander à la thyroïde d'en sécréter moins. S'il n'y en a pas assez, elle va lui commander d'en fabriquer plus.

Quelles sont les hormones de la thyroïde ?

Les principales sont la T3, la T4 et la calcitonine :

- la T3, ou triiodothyronine, est produite en très faible quantité ;
- la T4, ou thyroxine, est la plus importante ;
- la calcitonine intervient dans le métabolisme du calcium et du phosphore.

Sur quoi les hormones de la thyroïde agissent-elles ?

Ces hormones, produites par cette petite glande qu'est la thyroïde, sont déversées dans le sang et agissent sur toutes les fonctions de l'organisme : la fréquence cardiaque, l'humeur, le système nerveux, le système digestif, le poids, la température, la libido, le transit et même sur les cheveux.

Quand tout va bien, on est à peu près équilibré. Quand trop d'hormones circulent dans le sang, on est en **hyperthyroïdie** (l'organisme hyperfontionne ; cela se diagnostique par une TSH basse et une T4 et/ou une T3 élevées), ce qui va provoquer :
> une accélération du rythme cardiaque ;
> une perte de poids ;
> une accélération du transit (diarrhées) ;
> une hypersudation et une intolérance à la chaleur ;
> des cheveux cassants ;
> une irritabilité et des troubles de la libido.

Dans le cas contraire, on est en **hypothyroïdie** (se traduisant par une TSH élevée et des hormones thyroïdiennes basses), caractérisée par :
> un ralentissement du rythme cardiaque ;
> une prise de poids ;
> la chute des cheveux ;
> des sensations de froid, une frilosité ;
> un ralentissement psychique;
> de la constipation et des troubles de la libido.

Dans les deux cas, la situation est très problématique.

Comment savoir que tous ces symptômes sont liés à un dérèglement de la thyroïde ?

C'est la vraie difficulté, car bien souvent ces problèmes vont entraîner une errance diagnostique. Avant de penser à la thyroïde, votre médecin peut vous envoyer chez le psy si vous avez des troubles de l'humeur ou que vous êtes irritable, chez le nutritionniste si vous êtes en surpoids… alors que cela vient tout simplement du dérèglement de la glande. Pour le savoir, une simple prise de sang suffit. On mesure alors la T3, la T4 et la TSH. Comme nous l'avons vu, la T3 et la T4 sont fabriquées par la thyroïde, et la TSH est la super chef d'orchestre située dans l'hypophyse, à la base du cerveau. Si votre thyroïde est paresseuse, vos hormones thyroïdiennes dans le sang seront moins nombreuses, ce qui va alerter l'hypophyse qui va augmenter la sécrétion de TSH pour faire fabriquer plus d'hormones thyroïdiennes. Inversement, si votre thyroïde est hyperactive, vous aurez trop d'hormones thyroïdiennes dans le sang et l'hypophyse va diminuer sa fabrication de TSH pour freiner la sécrétion de ces hormones.

À quoi ces dysfonctionnements sont-ils dus ?

Plusieurs maladies peuvent être à l'origine de ces problèmes : des maladies dites « auto-immunes », quand vos propres cellules attaquent les cellules de la thyroïde (en hyper ou en hypo), ou des maladies virales qui vont provoquer des inflammations de la thyroïde (des thyroïdites). Cela peut être également causé par certains médicaments prescrits aux patients atteints de problèmes cardiaques (médicaments fortement dosés en iode) ou encore être dû à des cancers.

J'en profite pour préciser un point sur les nodules de la thyroïde (des grosseurs situées dans la glande). La plupart du temps, ces nodules n'ont aucune incidence sur les sécrétions d'hormones thyroïdiennes. Donc, ne croyez pas qu'il s'agit d'une tumeur ; la majorité des nodules est bénigne, même s'il peut y avoir des cancers de la thyroïde, bien sûr.

La maladie de Basedow

Cause la plus fréquente d'hyperthyroïdie, cette maladie auto-immune produit des anticorps qui vont attaquer la glande et la stimuler à outrance. Parmi ses symptômes, un goitre peut apparaître ainsi qu'une atteinte aux yeux (larmoiements, globes oculaires qui semblent sortir de l'orbite, difficulté à supporter la lumière, picotements).

Comment dépister un dérèglement de la thyroïde ?

Plusieurs examens sont possibles.

Le premier consiste en une palpation de la base du cou pour **mesurer la taille de la glande**, estimer sa consistance et sentir si une boule anormale est présente (nodule thyroïdien). Si la thyroïde est gonflée, une sorte de goitre apparaît, parfois visible à l'œil nu.

Si l'on veut **analyser la production d'hormones**, il faut faire une prise de sang, qui sera probablement complétée par un test stimulant la glande, par l'intermédiaire d'une hormone. On évalue ainsi si elle répond correctement ou non à la stimulation.

L'échographie mesure quant à elle la taille des nodules éventuels. Une ponction de la thyroïde peut alors être réalisée, consistant à prélever une minuscule quantité de cellules, afin de les analyser.

Enfin, la **scintigraphie** permet d'étudier la structure de la glande et d'en savoir plus sur la nature des nodules. On injecte de l'iode faiblement radioactif, puis, grâce à une caméra, on va visualiser l'activité de la glande afin de déterminer s'il existe des zones d'hyperfixation, dites « zones chaudes », ou d'hypofixation, dites « zones froides ».

Existe-t-il des traitements pour soigner ces troubles ?

En cas **d'hyperthyroïdie**, les médicaments prescrits vont calmer la glande et bloquer la fabrication des hormones thyroïdiennes. On peut aussi utiliser l'iode radioactif en gélule qui, une fois avalé, va se fixer sur la glande et la détruire petit à petit. Parfois, le traitement est chirurgical : on retire alors une partie de la glande ou la glande en entier.

En cas d'**hypothyroïdie**, le traitement est médicamenteux ; il repose sur l'administration d'hormones thyroïdiennes, généralement une prise de thyroxine (T4) le matin. Votre médecin adaptera les doses pour obtenir le juste équilibre. C'est un traitement sur mesure qui nécessite une surveillance régulière et une bonne connaissance des signes qui doivent vous renseigner sur le moindre déséquilibre.

Peut-on vivre sans thyroïde ?

Sans thyroïde oui, mais pas sans hormones thyroïdiennes ! On peut avoir une vie tout à fait normale à condition de prendre régulièrement son traitement de substitution.

Qui est le plus touché par ces dysfonctionnements ?

En France, 10 % de la population est touchée par des problèmes thyroïdiens (hyper et hypo), soit environ 6 millions de personnes. Il y en a sûrement plus, mais beaucoup ne le savent pas.

La thyroïde n'échappe pas au vieillissement et, avec l'âge, les troubles deviennent plus fréquents. J'en profite pour signaler aux femmes qu'une prise de poids ou des troubles de l'humeur ne sont pas systématiquement associés à la ménopause, c'est pourquoi il ne faut pas hésiter à demander un bilan thyroïdien à votre médecin.

Durant l'adolescence, cette période de grands bouleversements, la glande est très sollicitée. La thyroïde est certes la glande de l'adaptation, mais elle est parfois débordée ; aussi, devant des troubles importants d'apathie, de somnolence, de prise de poids, de frilosité fréquents à cette période, il ne faut pas écarter un éventuel dérèglement de la thyroïde.

Les femmes sont les premières victimes de ces troubles ; les inflammations de la thyroïde sont très fréquemment auto-immunes, comme la thyroïdite de Hashimoto, or les maladies auto-immunes sont plus fréquentes chez les femmes...

Durant la grossesse, enfin, la thyroïde est énormément sollicitée, car elle doit aussi fournir des hormones thyroïdiennes au fœtus, indispensables au développement neurologique et psychomoteur de l'enfant. Il faut également surveiller la glande durant l'année qui suit la naissance du bébé, car la thyroïdite du post-partum existe ; heureusement, elle est souvent transitoire !

Cette petite glande peut nous jouer de sacrés tours, mais une simple prise de sang suffit pour le savoir.

DIRECTION D'OUVRAGE Marion Salort, Margaux Russo

CRÉATION GRAPHIQUE, ILLUSTRATIONS, RÉALISATION Fabrice Haes

ILLUSTRATIONS Shutterstock

PHOTOS DE COUVERTURE Mathieu Thauvin

CORRECTION Clara Féquant

FABRICATION Christian Toanen, Nikola Savic

Achevé d'imprimer en Espagne par Egedsa
Dépôt légal : septembre 2021
ISBN : 978-2-7499-4629-0
LAF : 3059

118, avenue Achille-Peretti – CS 70024 • 92521 Neuilly-sur-Seine Cedex
www.michel-lafon.com